Diabetes XXS pocket 2010

D1730483

Autoren:

Priv.-Doz. Dr. med. Erhard Siegel
St.Vincenz Krankenhaus Limburg
Abteilung Gastroenterologie und Diabetologie
Auf dem Schafsberg, 65549 Limburg

Priv.-Doz. Dr. med. Frank Schröder
Kreiskliniken Altötting-Burghausen
Krankenhausstraße 1
84489 Burghausen

Dr. med. Joachim Kunder
Klinikum Augsburg Süd
Sauerbruchstraße 6, 86179 Augsburg

Prof. Dr. med. Manfred Dreyer
Asklepios Westklinikum Hamburg
Suurheid 20, 22559 Hamburg

Unter Mitarbeit von:

Prof. Dr. med. Andreas Hamann
Diabetes-Klinik Bad Nauheim GmbH
Ludwigstrasse 37–39
61231 Bad Nauheim

Prof. Dr. med. Stephan Matthaei
Diabetes Zentrum Quakenbrück
Christliches Krankenhaus
Danziger Str. 10, 49610 Quakenbrück

Prof. Dr. med. Nikolaus Marx
Universitätsklinikum Ulm
Innere Medizin II
Robert-Koch-Str. 8, 89081 Ulm

Dr. med. Alexander Risse
Diabeteszentrum
Klinikum Dortmund gGmbH
Münsterstr. 240, 44137 Dortmund

Dr. med. Andreas Ruß
Fachärztliche Internistische Praxis
Kirchplatz 1, 83734 Hausham

Wolfgang Trosbach (Dipl. Psych.)
Diabetesklinik Bad Mergentheim
97962 Bad Mergentheim

Lektorat: Dominik Stauber, Dr. med. Bettina Spengler
Herstellung und Titelbild: Petra Rau, Alexander Storck, Ekaterina Zenz, Walter Übelhart

Wichtiger Hinweis
Der Stand der medizinischen Wissenschaft ist durch Forschung und klinische Erfahrung ständig im Wandel. Autoren und Verlag haben größte Mühe darauf verwandt, dass die Angaben in diesem Werk korrekt sind und dem derzeitigen Wissensstand entsprechen.
Für die Angaben kann von Autoren und Verlag jedoch keine Gewähr übernommen werden. Jeder Benutzer ist dazu aufgefordert, Angaben dieses Werkes gegebenenfalls zu überprüfen und in eigener Verantwortung am Patienten zu handeln.
Geschützte Warennamen (Warenzeichen) werden nicht besonders kenntlich gemacht.
Aus dem Fehlen eines solchen Hinweises kann also nicht geschlossen werden, dass es sich um einen freien Handelsnamen handelt.

Die Deutsche Bibliothek verzeichnet diese Publikation in der Deutschen Nationalbibliografie; detaillierte bibliografische Daten sind im Internet über <http://dnb.ddb.de> abrufbar.
© 2010 Börm Bruckmeier Verlag GmbH
Nördliche Münchner Str. 28, 82031 Grünwald, www.media4u.com

2. Auflage, Februar 2010
ISBN 978-3-89862-531-9
Druck: AZ Druck und Datentechnik

Vorworte zur 2. Auflage

Die erste Auflage dieses Pockets ist auf eine unerwartet hohe Nachfrage gestoßen. Daher haben sich die Autoren bereits jetzt der zweiten Auflage zuwenden können und haben dazu die raschen Veränderungen in der Diabetologie aufgegriffen.
Insbesondere das Kapitel zur Diabetestherapie auf der Intensivstation wurde aufgrund aktueller Publikationen komplett überarbeitet, aber auch in allen anderen Bereichen sind die aktuellen Ergebnisse berücksichtigt worden.

Auch weiterhin benötigen wir die Anregungen und Kritik unserer Leser, für die wir dankbar sind.

Prof. Dr. med. Manfred Dreyer

Die Fortschritte der Diabetologie und die Vielzahl der Therapieoptionen machen es dem Arzt schwer, den Überblick zu behalten.
Es existieren für die Behandlung des Diabetes mellitus im Krankenhaus keine allgemein gültigen Strategien. Selbstverständlich muss man sich an den vorhandenen evidenzbasierten Leitlinien orientieren. Damit eine Therapie entsprechend der Leitlinien in allen Abteilungen umgesetzt wird, wurde mit dem **Diabetes mellitus XXS pocket 2010** eine neue fächerübergreifende Printversion erstellt, die vor allem der Situation im Krankenhaus gerecht wird. Das **Diabetes mellitus XXS pocket 2010** wurde leserfreundlich mit schematischen Handlungsanweisungen und Algorithmen ausgestattet, die auch der "Nicht-Diabetologe" umsetzen kann.
Dieses **Diabetes mellitus XXS pocket 2010** ist keine umfassende Zusammenstellung aller Aspekte sondern soll vielmehr die anfallenden therapeutischen Maßnahmen vereinheitlichen und dient damit der Qualitätssicherung.
Als Vorstandsvorsitzender von diabetesDE freue ich mich über dieses nützliche Kompendium. Unter dem Motto "Handeln - Helfen - Heilen" ist es das Ziel von diabetesDE, Diabetes mellitus vorzubeugen, Menschen mit Diabetes bestmöglich zu versorgen und die Erkrankung weiter zu erforschen
Wir danken allen beteiligten Autoren dieses "Kompendiums für die Kitteltasche" für Ihr Engagement.

Prof. Dr. T. Danne   *Prof. Dr. M. Dreyer*   *PD Dr. E. Siegel*
DDG/Diabetes De   BVKD   BDD-BVDK

Deutsche Diabetes Gesellschaft (DDG)
Bundesverband Klinischer Diabeteseinrichtungen (BVKD)
Bundesverband der Diabetologen in Kliniken (BDD-BVDK)
Diabetes De (Diabetes Deutschland)

1　Definition, Diagnostik, Symptomatik

1.1　Definition und Klassifikation

Diabetes mellitus (DM) ist eine Regulationsstörung des Stoffwechsels, die durch den Leitbefund der chronischen Hyperglykämie charakterisiert ist. Es liegt eine gestörte Insulinsekretion und/oder verminderte Insulinwirkung vor.

Die chronische Hyperglykämie trägt zur Entwicklung der spezifischen Folgeschäden bei. Diese umfassen die Mikroangiopathie an Augen, Nieren und Nervensystem sowie die Makroangiopathie an Gehirn, peripheren Arterien und am Herzen.

Klassifikation gemäß American Diabetes Association (ADA) 1997 und WHO	
I	Typ-1-DM (Betazellzerstörung, die zum absoluten Insulinmangel führt) A. Immunologisch bedingt B. Idiopathisch
II	Typ-2-DM (reicht vom Vorwiegen der Insulinresistenz mit relativem Insulinmangel bis zum Vorwiegen des Sekretionsdefizits mit Insulinresistenz)
III	Andere Diabetestypen mit bekannten Ursachen • Genetische Defekte der ß -Zellfunktion • Genetische Defekte der Insulinwirkung • Erkrankungen des exokrinen Pankreas • Endokrinopathien • Medikamentös-toxisch induziert • Infektionen • Seltene immunologisch bedingte Formen • Andere manchmal mit Diabetes assoziierte Syndrome
IV	Gestationsdiabetes (Schwangerschaftsdiabetes)

1.2   Diagnostik

Diagnosekriterien für Diabetes mellitus nach den Leitlinien der Dt. Diabetes-Gesellschaft (DDG). Gilt nicht für Gestationsdiabetes (→ S. 82)

Diagnosekriterien für Diabetes mellitus nach DDG-Leitlinien				
Diabetes	Glukosekonzentration im oralen Glukosetoleranztest mit 75 g Glukose (75-g-oGTT)			
gesichert ab	**Vollblut mg/dl (mmol/l)**		**Plasma mg/dl (mmol/l)**	
	Venös	**Kapillär**	**Venös**	**Kapillär**
Nüchtern	≥ 110 (6,1)	≥ 110 (6,1)	≥ 126 (7,0)	≥ 126 (7,0)
2-h-Wert	≥ 180 (10,0)	≥ 200 (11,1)	≥ 200 (11,1)	≥ 220 (12,2)
Gestörte Glukose-toleranz	Glukosekonzentration im oralen Glukosetoleranztest mit 75 g Glukose (75-g-oGTT)			
gesichert ab	**Vollblut mg/dl (mmol/l)**		**Plasma mg/dl (mmol/l)**	
	Venös	**Kapillär**	**Venös**	**Kapillär**
Nüchtern	≥ 100/< 110 (5,6/6,1)	≥ 90/< 110 (5,0/6,1)	≥ 100/< 126 (5,6/7,0)	≥ 110/< 126 (6,1/7,0)
2-h-Wert	≥ 120/< 180 (6,7/10,0)	≥ 140/< 200 (7,8/11,1)	≥ 140/< 200 (7,8/11,1)	≥ 160/< 220 (8,9/12,2)

- Normalwerte entsprechen demnach den Werten unterhalb der angegebenen Grenzbereiche.
- Bestimmung zur Diagnosestellung mit validierter Labormethode.

1.2.1   Diagnosekriterien

- Typische Symptome plus _eine_ Gelegenheitsblutglukose ≥ 200 mg/dl (11,1 mmol/l) im venösen Plasma oder kapillären Vollblut
  oder
- wiederholt erhöht gemessene Gelegenheitsblutglucose ≥ 200 mg/dl (11,1 mmol/l) sowie Bestätigung durch erhöhte Nüchternblutglukose mit ≥ 110 mg/dl (6,1 mmol/l) im kapillären Vollblut oder ≥ 126 mg/dl (7,0 mmol/l) im venösen Plasma
  oder
- erhöhte Werte im 75-g-oGTT → Tab. → S. 8

Weitere wichtige Begriffe

1. IFG (impaired fasting glucose = abnorme Nüchternblutglukose) entspricht einer Nüchternglukose ≥ 100 mg/dl (5,6 mmol/l) und < 126 mg/dl (7,0 mmol/l) bei Messung im venösen Plasma sowie ≥ 90 mg/dl (5,0 mmol/l) und < 110 mmol/l (6,1 mmol/l) im kapillären Vollblut.
2. IGT (impaired glucose tolerance = gestörte Glukosetoleranz): Werte → Tab. → S. 8

Beide Parameter können über Jahre erhöht sein, ohne dass sich ein Diabetes daraus entwickelt. Bei IGT ist die Wahrscheinlichkeit deutlich höher.

Bewertung der einzelnen Laborparameter			
HbA$_{1c}$	Abschätzen der mittleren Blutglukosekonzentration während der letzten 8–12 Wochen. Referenzbereiche variieren von Labor zu Labor und nach verwendeter Bestimmungsmethode (Standard nach DCCT/NGSP)	**Geeignet** als Therapieverlaufskontrolle	**Nur USA:** HbA$_{1c}$ ≥ 6,5 % = Diagnose Diabetes mellitus
	Diabetes mellitus ist derzeit noch durch die Blutglukosewerte und nicht durch das HbA$_{1c}$ definiert. In absehbarer Zeit werden voraussichtlich klare Grenzwerte bekannt sein. Die Diagnose gilt bei einem HbA$_{1c}$ > 6,5 % als gesichert, der Bereich zwischen 6,0 bis 6,5 % als Risikobereich.		
Uringlukose	im stationären Aufenthalt ohne Relevanz		**Nicht geeignet** für das Therapieziel: "nahezu normoglykämische Einstellung"
Urinazeton	Hinweis auf Insulinmangel, Lipolyse (Lebensgefahr); vorwiegend Typ-1-DM		**Nicht geeignet** für das Therapieziel: "nahezu normoglykämische Einstellung"

Antikörper (GAD-II, IA-2, ICA, IAA, IA-2b)
Bei einem nach dem 40. Lj. neu aufgetretenen, rasch mit Insulin zu behandelnden Diabetes ist in Einzelfällen die Abgrenzung zwischen Typ-1- und Typ-2-DM schwierig.
Für die Praxis: GAD-II, IA-2 Bestimmung ausreichend
Bewertung: Bei Nachweis von mind. 1, sicher aber von 2 Auto-AK ist von einem "Late-onset-Autoimmune Diabetes of the Adult" (LADA) auszugehen.
Prinzipiell gilt: Behandlungsplanung richtet sich nach den individ. Therapiezielen.

Insulin
Für die Praxis: nicht sinnvoll, da instabiler Indikator für die endokrine Pankreasfunktion.

C-Peptid
Für die Praxis: zur Diagnose des Diabetes mellitus im Allgemeinen nicht nötig. Sinnvoll zur Differentialdiagnose unklarer Hypoglykämien, z.B. Hypoglykämia factitia, und spezieller seltener Ursachen des Diabetes mellitus.

Proinsulin
Marker zur Bestimmung der Insulinresistenz und der Betazelldysfunktion.
Für die Praxis: nicht sinnvoll in der Routinediagnostik.

1.3 Symptomatik bei Diabetes mellitus

Während sich die Manifestation bei Typ-1-Diabetes relativ akut entwickelt und entsprechende Symptome zeigt, wird der Typ-2-Diabetes meist viel zu spät diagnostiziert.

Kurzübersicht über die Symptomatik und Differenzierung mittels Laborparameter

	Symptomatik	Labor

Typ-1-DM	• Meist akutes Auftreten
	• Oft mit Ketoazidose
	• Meist sehr hohe Werte
	• Polyurie/Polydipsie
	• Rasche AZ-Verschlechterung
	• Meist schlanke Patienten
		• meist Auto-AK:
		  – Glutamatdecarboxylase (GAD)
		  – Inselzell-AK (ICA)
		  – Receptor-type proteine tyrosin Phospatase-AK (IA-2A)
		  – GAD als Screening meist ausreichend

Typ-2-DM	• Oft oligosymptomatisch und langsamer einsetzend • Oft adipöse Patienten • Oft positive Familienanamnese	• Keine Antikörper
Gestations-diabetes (GDM)	• Wie Typ-2-Diabetes • Oft Zufallsbefund • Manifestation in der Regel ab dem 2. Trimenon	• Wie Typ-2-Diabetes • Bei schlanken GDM-Patientinnen auch Typ-1 möglich

1.4   Screening

Für Typ-1-DM

Keine sinnvolle Screeningmethode, da keine therapeutische Konsequenz bei vorliegender Risikokonstellation (HLA DR3/4-DQ8 oder Antikörpernachweis).

Für Typ-2-DM

- Nüchternblutglukose bei über 45-Jährigen bestimmen; falls unauffällig erfolgt eine Wiederholung in drei Jahren.
- Liegen folgende Risiken vor, sollte die Nüchternmessung durch einen 75-g-oGTT ergänzt werden:
  - Erstgradig Verwandte mit Typ-2-Diabetes
  - Übergewicht mit BMI > 27 kg/m^2
  - Hypertonie mit > 140/90 mmHg
  - Dyslipoproteinämie mit HDL < 35 mg/dl (0,9 mmol/l) und/oder Triglyzeride > 250 mg/dl (2,85 mmol/l)
  - Früher bestehendem GDM oder ein Kind mit > 4000 g Geburtsgewicht
  - Früher diagnostizierte gestörte Glukosetoleranz oder abnorme Nüchternglukose
  - Makrovaskuläre Erkrankungen
  - Albuminurie

Schwangerschaft

Alle Schwangeren untersuchen (Genaueres s. Kap. 10, → S. 82).

1.4.1   Durchführen eines 75-g-Glukosetoleranztests

1. Patient sollte in den letzten 3 Tagen kohlenhydratreich gegessen haben.
2. Test im Nüchternzustand durchführen (10–16 h vorher Nahrungskarenz)
3. Während des Tests keine Muskelarbeit u. kein Nikotin vor/während der Untersuchg.
4. Testdurchführung
   - Messung: Zeitpunkt 0
   - In 300 ml Wasser gelöste Glukose in 5 min trinken (bei Kindern 1,75 g/kg KG, max. 75 g)
   - Messung: nach 120 min

Wichtig

- In der Klinik ist die Validität oft fraglich, da viele Einflussgrößen den Test verfälschen (Krankheit, Medikamente, Nüchternphasen etc.).
- Im Zweifelsfall muss daher eine amb. Klärung oder Wiederholung empfohlen werden.

2   Komplikationen des Diabetes

2.1   Notfälle

Zu den akuten Komplikationen zählen folgende Stoffwechselentgleisungen:

- Hypoglykämie
- Ketoazidose
- Hyperosmolare Entgleisung
- Laktatazidose

Wichtige Laborparameter der schweren Stoffwechselentgleisungen

Komaform	Serum-Glukose	Plasma-pH	HCO$_3^-$ (mEq/L)	SOSM (mOsm/kg)	Plasma-ketone	Klinik
Hyper-osmolar	≥ 600	Meist ≥ 7,3	≥ 15	≥ 320	Gering	Dehydratation, normale Hauttemperatur
Keto-azidotisch	≥ 250	Immer ≤ 7,3	≤ 15	< 320 glucose-abhängig	Ausgeprägt	Dehydratation, warme Haut, Kussmaul-Atmung
Hypo-glykämisch	< 50	Normnah	Normnah	Normnah	Keine	Normohydratation, warme Haut, Normoventilation
Laktat-azidose	20–200	< 7,25	Normnah	Normnah	Keine, oder gering Laktat > 8 mmol/l	Normohydratation, warme Haut, Hyperventilation, Hypotonie

Cave: Bei Kindern und Patienten mit schweren Leberererkrankungen können die Blutglukosewerte trotz schwerer Ketoazidose niedriger sein!

2.1.1   Hypoglykämie

Definition

Blutglukose < 50 mg/dl (2,8 mmol/l)

- Leichte Hypoglykämie: Symptome s.u., Patient nicht bewusstlos, kann sich in der Regel selbst helfen.
- Schwere Hypoglykämie: Patient wegen Bewusstlosigkeit, Krämpfen etc. auf Hilfe angewiesen.

Ursachen

- Zu viel Insulin injiziert
- Zu wenig Kohlenhydrate gegessen
- Falsche Injektionstechnik (i.m., i.v.)
- Insulin nicht an körperliche Belastung angepasst (Sport, Arbeit)
- Alkohol
- Erhöhte Insulinempfindlichkeit (Leber-, Nieren- oder Hypophyseninsuffizienz)
- Bei eingeschränkter Nierenfunktion erhöhtes Risiko unter oraler Therapie, v.a. mit Sulfonylharnstoffen oder Gliniden
- **Spritzstellenveränderungen** mit stark schwankender Insulinresorption

Symptome

- Adrenerge Reaktionen wie Schweißausbruch sowie Herzklopfen oder Unruhe.
- Neuroglykopenische Reaktionen wie Sehstörungen, Wortfindungsstörungen, Gedankenflucht, Desorientiertheit usw.
- Hypoglykämien können jede Form einer Persönlichkeitsänderung hervorrufen
- **Aber:** Symptome können fehlen.
- **Cave:** protrahierte Hypoglykämien z.B. unter Sulfonylharnstoffen

Problem Hypoglykämiewahrnehmungsstörung (hypoglycaemia unawareness)

- Patient spürt Blutglukose < 50 mg/dl (2,8 mmol/l) nicht. Folge ist eine plötzliche Bewusstlosigkeit ohne Prodromi. Der Patient kann nicht adäquat reagieren.
- Spezielle Schulung zur Verbesserung der Wahrnehmung nötig.
- Ursachen klären (Anamnese, Blutglukosedokumentation des Patienten) und Therapie umstellen:
  - Neuanpassung der Dosis
  - Zu häufige Korrekturen und Insulinapplikationen meiden
  - Ausschluss autonomer Neuropathie mit diabetischer Gastroparese
  - Evtl. 72-Stunden-Glukosemessung zur Verifizierung der Hypoglykämien

Oft sind Patienten betroffen, die aus Angst vor Folgeschäden zu häufig spritzen oder korrigieren!

Therapie der akuten Hypoglykämie

- **Patient ansprechbar** ⇒ sofort ca. 20 g Glukose zuführen:
  - – 200 ml Fruchtsaft oder Cola
  - – 2 BE Traubenzucker
  - – Evtl. noch länger anhaltende Kohlenhydrate (1–2 BE, z.B. Wurstbrot, Joghurt) dazugeben (immer vor dem Schlafengehen o. nach körperlicher Anstrengung)
- **Patient nicht ansprechbar** ⇒ Glukose (10%) i.v. verabreichen (ca. 100–200 ml, entspricht 1–2 BE)
  - – Häusliches Umfeld: ggf. 1 mg Glukagon s.c. (z.B. durch geschulte Angehörige)

Cave: Glukagon kann zu Erbrechen mit Aspirationsgefahr und Krampfanfällen führen.

Cave: prolongierte Hypoglykämien unter Sulfonylharnstoffen und bestehender Niereninsuffizienz ⇒ hier oft 1–2 Tage engmaschige Blutglukose-Kontrollen und kontinuierliche Glukosezufuhr erforderlich.

2.1.2   Ketoazidose

Symptome

- Übelkeit, Erbrechen, Dehydratation, Gewichtsabnahme, Kussmaul-Atmung (Spätsymptom), primär Polyurie, später Oligo- bis Anurie, warme, trockene Haut, Pseudoperitonitis (wird häufig verwechselt mit akutem Abdomen), Bewusstseinstrübung bis zum Koma, Apathie, herabgesetzter Muskeltonus, Azetongeruch (**Cave:** Kann von vielen Therapeuten nicht wahrgenommen werden).
- Begleitend liegen oft Infekte vor.
- Schnelles Handeln nötig, da Letalität ca. 10%.

Therapie, allgemein

- Bei schwerer Ketoazidose Ersttherapie immer auf der Intensivstation
- Hauptziel ist die langsame Normalisierung des Stoffwechsels

Therapie, Reihenfolge des Vorgehens

Maßnahmen je nach individueller Situation
- Stabilisierung der Vitalfunktionen
- I.v. Flüssigkeitssubstitution
- Blasenkatheter: Bilanzierung
- Blutentnahme: Labor

- Kaliumsubstitution (auch bei initial normalem Kaliumwert)
  - K^+ > 5,5 mmol/l: keine Kaliumgabe
  - K^+ = 3,5–5,5 mmol/l: 20 mVal K^+/l
  - K^+ < 3,5 mmol/l: 40 mVal/l, Insulin reduzieren bis K^+ > 3,5 mmol/l
- Insulin: 5–10 IE im Bolus, dann ca. 0,1 IE Insulin/kgKG. Zunächst BZ-Senkung um 50 mg/dl pro Stunde, bis ein Wert von 200 mg/dl erreicht ist.
- Magensonde nur bei Magenatonie/-parese *
- ZVK und arterieller Zugang* vermeiden wegen exsikkosebedingter Thrombose-gefahr und hoher Applikationskomplikationsrate durch leeres Gefäßbett
- Bikarbonat (wenn pH < 7,0); Ziel pH mit Bikarbonat: 7,0
- Thromboseprophylaxe mit Heparin i.v. (initial 500 IE–1000 IE/h)
- Antibiotikagabe bei Infekt
- Ursachensuche

* ZVK/Magensonde: Nutzen nicht pauschal gesichert, d.h. Einsatz bei klinischer Indikation
  z.B. Herz-, Niereninsuffizienz, Aspirationsgefahr

Notwendige Kontrollen:

- Kontrolle von Atmung, Kreislauf
- Laborkontrollen:
  - Blutglukose (anfangs stündlich)
  - Blutgase, Wasser- und Elektrolythaushalt, Osmolalität (initial, nach 2, 6, 10 und 24 h; dann alle 24 h)
  - Kalium, initial stündlich, dann 2–4 stündlich
  - Ketone im Urin (alle 12 h)
  - Basislabor mit zusätzlich Krea, Harnstoff, Lipase, CRP, GOT(AST), GPT(ALT), GGT

2.1.3   Laktatazidose

Laktatazidosen sind seltener als die anderen akuten Komplikationen, haben dafür eine extrem hohe Letalität (>30%). Die Metformin-bedingte Laktatazidose kommt fast nicht vor, wenn die Kontraindikationen berücksichtigt werden!

Pathophysiologie

- Durch Schock, Sepsis oder Gewebshypoxie/Minderperfusion fällt vermehrt Laktat (Glykolyse) an
- Bei Metformintherapie wird der Abbau von Laktat in Leber oder Niere behindert
- Niedriger pH (< 7,2) stört den Abbau von Laktat
- Laktat bewirkt eine Vasodilatation und verstärkt das Schockgeschehen

Symptome

- Klinik durch Schock- und Sepsismerkmale gekennzeichnet
- Anamnese: Metformintherapie und Nieren- oder Leberinsuffizienz; Alkoholanamnese
- Meist im Rahmen eines Infektes oder eines Schocks durch Gewebshypoxie oder durch vermehrte Laktatproduktion oder reduzierte Laktatverwertung
- Unter Metformintherapie bei Nichtbeachtung der Kontraindikationen (Typ B)
- Schnelles Handeln nötig.

Therapie / Prävention

- Kontraindikation für Metformin beachten und bei Laktazidose sofort absetzen (→ S. 94)
- Therapie des Schocks und der Infektsituation
- Gabe von Volumen!
- Immer zusätzlich Insulingabe + Glukose (z.B. 1l Glukose 5% +10 IE Insulin über 24 Stunden), um die Laktatproduktion zu hemmen.
- Gabe von Na-Bikarbonat zur Azidoscpufferung (Ziel-pH > 7,2)
- Dialyse bei metformininduzierter schwerer Laktatazidose (pH < 7,0; Laktat > 90 mmol/l)

Notwendige Kontrollen

Laktat anfangs alle 4 Stunden, ansonsten s. Kap. Ketoazidose → S. 14

2.1.4   Hyperglykämisches/Hyperosmolares Koma

Letalität auch heute noch bei > 30%

Ursachen – Auslöser – Klinik

- Noch geringe Insulinsekretion mit erhaltener Hemmung der Lipolyse (deshalb keine ausgeprägte Ketoazidose)
- Oft bei älteren Patienten mit Typ-2-DM im Rahmen eines akuten Infektes
- Glukose meist > 600 mg/dl, nicht selten > 1000 mg/dl
- Zeichen der massiven Exsikkose (Flüssigkeitsdefizit meist > 10l)
- Trockene Zunge, stehende Hautfalten
- Prärenales Nierenversagen mit Oligo- bis Anurie, Thrombosen
- Zeichen einer Infektion
- Neurologische Auffälligkeiten mit Krampfanfällen, meningealer Reizung, Eintrübung und Koma

Therapie und Monitoring

- Stärker als bei der Ketoazidose steht die Volumensubstitution (oft ca. 10 Liter Volumendefizit) im Vordergrund.
- **Cave:** Herzinsuffizienz bei älteren Patienten
- Bilanzierung und ZVD-Messung* oft nötig; oft passageres akutes Nierenversagen
- Häufiger Einsatz hypoosmolarer Infusionslösungen (NaCl 0,45%) erforderlich
- Meist höherer Kaliumbedarf
- Azidose in der Regel gering, Azidoseausgleich nur bei pH < 7,1–7,2
- Insulin: Kein absoluter Mangel, deshalb häufig nur geringe Insulinmengen (1–2 IE/h) nötig; keine zu schnelle Blutglukose-Absenkung (siehe Ketoazidosetherapie)
- Infektbehandlung
- Thromboseprophylaxe

* ZVK/Magensonde: Nutzen nicht pauschal gesichert, d.h. Einsatz bei klinischer Indikation z.B. Herz-, Niereninsuffizienz, Aspirationsgefahr

Notwendige Kontrollen

Siehe Kap. Ketoazidose → S. 14

Siehe Kap. Ketoazidose → S. 14

Faustregel zur Blutglukosesenkung
- Durch Rehydratation wird Blutglukose um 35–70 mg/dl/h gesenkt
- Durch „niedrige Insulintherapie" wird Blutglukose um 65–125 mg/dl/h gesenkt

2.2　Chronische Komplikationen

2.2.1　Routineuntersuchungen zur Diagnose diabetischer Begleiterkrankungen

Alle 3–6 Monate HbA$_{1c}$

• 3-monatig, wenn HbA$_{1c}$ > 7%, 6-monatig, wenn HbA$_{1c}$ < 7%

Alle 12 Monate Herz

• 12-Kanal-EKG, Auskultation, Blutdruckmessung, Cholesterin, LDL, HDL
• Bei pathologischem Ergebnis → S. 19 (Diabetes und Herz)

Alle 12 Monate Gefäße

• Pulsstatus, wenn älter als 50 Jahre ABI-Bestimmung → S. 22 (Diabetes und PAVK)
• Bei pathologischem Ergebnis → S. 22 (Diabetes und PAVK)

Alle 12 Monate Nieren

• Clearance und Albuminkonzentration im Urin s. Abb. → S. 30
• Bei pathologischem Ergebnis → S. 29 (Diabetes und Nephropathie).
  Ab Stadium 3 (Krea-Clearance < 60 ml/min) alle 3 Monate: Clearance, Harnstoff, Hb, Hkt, Kalzium, Phosphat, ggf. Parathormon, 24h-RR

Alle 1–12 Monate Füße

• Keine sensorische Neuropathie → S. 23 (DM und Neuropathie): 1 x jährlich
• Sensorische Neuropathie → S. 23 (DM und Neuropathie): 1 x alle 3 Monate
• Sensorische Neuropathie und Angiopathie → S. 23 (DM und Neuropathie),
  → S. 22 (DM und PAVK): 1 x alle 3 Monate
• Früheres Ulcus: 1 x alle 3 Monate

Alle 3–12 Monate Neuropathie-Untersuchungen

• Alle 12 Monate bei asymptomatischen Diabetes-Patienten
• 3-monatig bei symptomatischen Diabetes-Patienten

Augenärztliche Kontrollen

Alle 12 Monate, wenn keine Retinopathie vorliegt, sonst nach Maßgabe des Augenarztes. Bei Feststellung der Krankheit und bei Feststellung einer Schwangerschaft.

Fakultative Untersuchungen

• Carotis: Alle 12 Monate Auskultation, Duplexsonographie alle 5 Jahre
• Sono Abdomen

2.2.2   Diabetes mellitus und Herz

Die chronische KHK und das akute Koronarsyndrom sind bei Patienten mit Diabetes mellitus oft atypisch.

Weitergehende kardiologische Diagnostik bei folgenden Kriterien:
1. Typische oder atypische kardiale Symptome (Dyspnoe ist häufig Anginakorrelat)
2. Ruhe-EKG mit Verdacht auf Ischämie oder Infarkt
3. Periphere arterielle Verschlusskrankheit
4. Karotisstenose
5. **Risikofaktoren**
   – Dyslipidämie (Gesamt-Cholesterin > 6,2 mmol/l (240 mg/dl), LDL-Cholesterin > 4,0 mmol/l (150 mg/dl) oder HDL-Cholesterin < 0,9 mmol/l (35 mg/dl), Triglyzeride > 1,5 mmol/l (130 mg/dl)
   – Arterielle Hypertonie (Blutdruck > 140/90 mmHg)
   – Rauchen
   – Positive Familienanamnese (schweres kardiovaskuläres Ereignis (Frauen vor dem 55. Lj, Männer vor dem 65. Lj.)
   – Mikro- oder Makroalbuminurie

Der prognostische Vorteil der rechtzeitigen Diagnose einer KHK bei asymptomatischen Patienten mit Diabetes mellitus liegt in der Reduktion der koronaren Morbidität und Mortalität durch eine frühzeitige medikamentöse Sekundärprophylaxe und Möglichkeit einer frühzeitigen Myokardrevaskularisation.

Kardiologische Diagnostik
- EKG, Belastungs-EKG
- Echokardiografie, Stressechokardiografie
- Myokardszintigrafie

Weitere diagnostische Möglichkeiten
- Multi-Slice-CT oder Kardio-MRT finden bislang nur begrenzt Anwendung und haben noch keinen Einzug in die allgemeine breite Diagnostik gehalten.
- Anwendung:
  – Kardio-MRT zur Ischämie- und Vitalitätsdiagnostik
  – Multi-Slice-CT: Darstellung von Koronarkalk

1. Jährliche kardiolog. Untersuchungen bei asymptomatischen Diabetes-Patienten

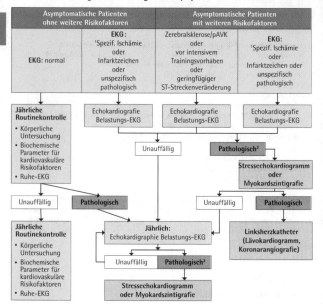

[1] Untersuchung mit Linksherzkatheter, wenn Troponin I positiv oder akute Infarkzeichen

[2] In Abhängigkeit von der klinischen Wertigkeit direkte Entscheidung zur Durchführung eines Linksherzkatheters

Nach American Diabetes Association and American College of Cardiology

Adaptiert nach: http://www.deutsche-diabetes-gesellschaft.de, Praxisleitlinien

2. Kardiologische Untersuchungen bei symptomatischen Diabetes-Patienten (Angina pectoris oder Dyspnoe)

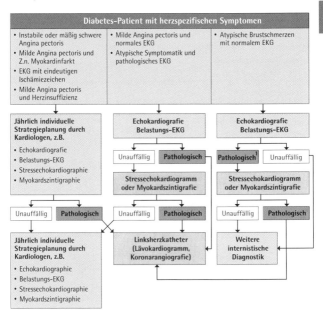

[1] In Abhängigkeit von der klinischen Wertigkeit direkte Entscheidung zur Durchführung eines Linksherzkatheters

Nach American Diabetes Association and American College of Cardiology

Adaptiert nach: http://www.deutsche-diabetes-gesellschaft.de, Praxisleitlinien

2.2.3 Diabetes mellitus und Gefäße

Periphere arterielle Verschlusskrankheit (PAVK)

Problem:

Diabetische Fußulcera: 30% angiopathischer, 20% neuropathischer und 50% kombinierter angiopathisch-neuropathischer Genese.

Untersuchungsmethoden

- Tasten der Fußpulse
- Klinischer Aspekt: z.B. deutet eine fehlende Behaarung oder dünne Haut auf eine Perfusionsstörung hin
- Dopplersonografische Bestimmung des Knöchel-Arm-Indexes beider Beine (ABI, Ankle Brachial Index = höherer Unterschenkelarteriendruck einer Seite/ höherer Arm-Arteriendruck), Normwert: 0,9–1,3
- **Cave:** Der ABI ist meistens verfälscht durch bestehende Mediasklerose
- Zehen-Brachialis-Index, Normwert > 0,75
- Duplexsonografie

Algorithmus zur Diagnose der PAVK

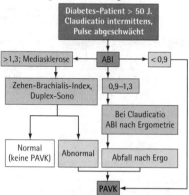

Adaptiert nach Marso & Hiatt, JACC 2006; 47: 921

- Bildgebung (Angio-CT, Angio-MRT oder Angiografie nur, wenn Revaskularisation indiziert ist (lebensqualitätseinschränkende Claudicatio, Ruheschmerz, Ulcus, Gangrän).
- PAVK und Neuropathie: Claudicatio fehlt häufig (asymptomatische Ischämie, Fontaine-Klassifizierung nicht sinnvoll). Die Gefahr einer Amputation ist bei diesen Patienten am höchsten.

Carotisstenose

Zerebrale Insulte kommen bei Patienten mit Diabetes mellitus gehäuft vor. Daher vor großen Operationen zur Risikoabschätzung Duplexsonographie der Halsgefäße. Intima-Media-Dicke hat für die allgemeine klin. Versorgung keinen Stellenwert.

KHK

→ S. 64

Bauchaorta

Bei PAVK: Abdomensonografie zur Beurteilung der Aorta abdominalis empfohlen.

2.2.4   Diabetes mellitus und Neuropathie

I. Sensomotorische Polyneuropathie

Problem
- Ca. 30% aller Diabetes-Pat. leiden an einer sensomotorischen Polyneuropathie.
- Wegen Neuropathie gehäuft Ulcera und Amputationen der unteren Extremität.

Klinische Formen
- Chronisch-schmerzhafte Neuropathie (häufig)
- Schmerzlose Neuropathie (häufig)
- Fokale Neuropathie (selten)
- Akut-schmerzhafte Neuropathie (selten)
  - Motorische Polyneuropathie manifest an der kleinen Fußmuskulatur
  - Motorische Mononeuropathie (z.B. Facialis-, Abducens-, Peronaeus-Parese)
- Langzeitkomplikationen sind Mal perforans und Neuroosteoarthropathie

Kontrolluntersuchungen
- Jährliche Untersuchungen bei asymptomatischen Diabetes-Patienten
- 3- bis 6-monatige Kontrollen bei symptomatischen Diabetes-Patienten

Differenzialdiagnose

Medikamente (z.B. Zytostatika), Toxine (z.B. Alkohol), Niereninsuffizienz, Alkoholkonsum, Vit.-B_{12}-Mangel, Borreliose, Vaskulitis u.a.

Diagnose

Einfache Untersuchungen zur Diagnose der sensomotorischen Neuropathie

- Schmerzempfindung (z.B. mit Zahnstocher, Einmalnadeln, Neurotip). Es sollte gefragt werden "Ist es schmerzhaft?" (nicht: "Können Sie die Nadel fühlen?").
- Berührungsempfindung (Oberflächensensibilität, z.B. mit Wattebausch)
- Temperaturempfindung (z.B. mit kalter Stimmgabel, Reagenzglas mit Eiswasser oder Tip-Term)
- Vibrationsempfindung (mit 128-Hz-Stimmgabel) am Metatarsale 1 (untere Normgrenze bis 30 Jahre 6/8, über 30 Jahre 5/8; falls kein Empfinden besteht: Malleolus medialis (untere Normgrenze bis 40 Jahre 6/8, über 40 Jahre 5/8).
- Muskeleigenreflexe (Achilles- und Patellarsehnenreflex)

Druck- und Berührungsempfinden: 10-g-Monofilament an der Plantarseite des Metatarsale 1–2; plantardistal an der Großzehe; ggf. zusätzlich an der Basis des Metatarsale 3 und 5 (Cave: überhornte Stellen!); positiver Screeningtest: fehlende Empfindung an zumindest einer Hautstelle

Mit Rydell-Seifert-Stimmgabel 128 Hz

	bis 30 Jahre	> 30 Jahre
Großzehen-grundgelenk	6/8	5/8

	bis 40 Jahre	> 40 Jahre
Malleolus med.	6/8	5/8

10-g-Monofilament nach Semmes-Weinstein

II. Autonome Polyneuropathie

Mannigfaltige Organmanifestationen sind möglich. Klinisch häufig inapparent.

- **Kardiovaskulär:** Ruhetachykardie (Frequenz > 100/min), reduzierte Herzfrequenz-variation, Belastungsintoleranz, orthostatische Hypotonie, fehlende Wahrnehmung von Myokardischämien
- **Gastrointestinal:** Diabetische Gastropathie (Gastroparese), Diarrhoe, Obstipation, anorektale Dysfunktion (Stuhlinkontinenz)
- **Urogenital:** Blasenentleerungsstörungen (Überlaufblase), erektile Dysfunktion, Sexualstörung der Frau, Weitstellung der Ureteren, Urethra: gehäufte Harnwegs-infektionen
- **Sudomotorik, Trophik:** Dyshidrose, Anhidrose, gustatorisches Schwitzen, Hyperkeratose, Rhagaden, neuropathisches Ulcus, Neuroosteopathie, Neuro-osteoarthropathie (Charcot-Fuß) → S. 26
- **Pupillomotorisches System:** Miosis, gestörte Pupillenreflexe
- **Respiratorisches System:** Herabgesetzter Atemantrieb, Hypoxie, Hyperkapnie, Schlafapnoe-Syndrom

Zwei klinische Tests zur Bestimmung der autonomen Neuropathie*

Herzfrequenzvariation

Bei Testung der Herzfrequenzvariation unter tiefer Respiration atmet der liegende Proband mit einer Frequenz von 6 Zügen/min. Die Dauer der Inspiration beträgt 6 Sekunden, die Expiration 4 Sekunden. Eine Differenz der Herzfrequenz über 15 Schläge/min ist als normal und unter 10 Schläge/min als pathologisch anzu-sehen.

Fortgeschrittene Neuropathie-Stadien weisen eine Erhöhung der Ruheherzfrequenz (vorwiegend Vagusläsion) und eine orthostatische Hypotonie (vorwiegend Sympa-thikuslaläsion) auf. Im Rahmen einer orthostatischen Hypotonie kann es zu einem deutlichen systolischen Blutdruckabfall mit entsprechenden Symptomen kommen.

Orthostatische Hypotonie

Beim Orthostasetest wird der Blutdruck zweimal innerhalb einer Minute im Liegen gemessen, anschließend direkt nach aktivem Aufstehen und danach alle 30 Sekun-den über 3 Minuten. Beträgt der systolische Blutdruckabfall ≥ 30 mmHg, ist das Testergebnis als pathologisch zu bewerten. Andere Fachgesellschaften haben zur Diagnose einer orthostatischen Hypotonie bereits einen systolischen Blutdruckab-fall ab 20 mmHg zusammen mit Orthostasesymptomen empfohlen.

* Entnommen aus der DDG-Praxisleitlinie (http://www.deutsche-diabetes-gesellschaft.de)

2.2.5   Diabetisches Fußsyndrom

Problem

Etwa 2–10% aller Diabetes-Patienten leiden an einem Fußulkus, 2005 wurden in Deutschland rund 40 000 Amputationen aufgrund eines Diabetes mellitus durchgeführt.

Alle Patienten müssen hinsichtlich einer Neuropathie und einer PAVK untersucht werden (→ S. 22, → S. 23)

Risikofaktoren

Ursachen:
- Neuropathie (→ S. 23)
- Periphere arterielle Verschlusskrankheit (→ S. 22)

Auslöser:
- Ungeeignetes Schuhwerk
- Eingeschränkte Gelenkmobilität (Limited joint mobility)
- Fußdeformitäten, Schwielen

Mögliche Folgen sind Malum perforans und Neuroosteoarthropathie (Charcot-Fuß).

Kontrolluntersuchungen

- Keine sensorische Neuropathie: 1 x jährlich
- Sensorische Neuropathie: 1 x alle 3 Monate
- Angiopathie: 1 x alle 3 Monate
- Früheres Ulkus: 1 x alle 3 Monate

Untersuchung

Gezielte Anamnese
- Missempfindungen aller Art, Auftreten in Ruhe, Minderung bei Bewegung
  z.B. brennende, stechende Schmerzen, Parästhesien etc.
- Fehlen aller Empfindungen (Leibesinselschwund[*])
- Taubheitsempfinden: gefährlichste Form in Bezug auf drohende Amputation

Inspektion und Palpation (Hautintegrität, Turgor, Schweißbildung, Muskelatrophie, Deformitäten, Temperatur, Behaarung)

Literatur

* www.Diabetes-symposium.de/index.php?menu=view&id=159
Risse A.: Anthropologische Bedeutung der Polyneuropathie für Patienten und Versorgung-ein qualitativer neophänomenologischer Beitrag. Diabetologe (2006) 2:125–131

Klassifikation
(nach Wagner-Armstrong*)

Wagner-Grad Armstrong-Stadium	0	1	2	3	4	5
A	Prä- oder postulzerativer Fuß	Oberflächliche Wunde	Wunde bis zur Ebene von Sehnen oder Kapsel	Wunde bis zur Ebene von Knochen und Gelenken	Nekrose von Fußteilen	Nekrose des gesamten Fußes
B	Mit Infektion	Mit Infektion	Mit Infektion	Mit Infektion	Mit Infektion	Mit Infektion
C	Mit Ischämie	Mit Ischämie	mit Ischämie	Mit Ischämie	Mit Ischämie	Mit Ischämie
D	Mit Infektion und Ischämie	Mit Infektion und Ischämie	Mit Infektion und Ischämie	Mit Infektion und Ischämie	Mit Infektion und Ischämie	Mit Infektion und Ischämie

* Adaptiert nach Praxisleitlinien DDG (www.deutsche-diabetes-gesellschaft.de)

Die **Neuroosteoarthropathie** ist die schwerwiegendste Fußkomplikation und wird durch MRT diagnostiziert: Es gibt eine akute und eine chronische Form.
Bei der akuten Neuroosteoarthropathie ist der Fuß gerötet, überwärmt und oft schmerzhaft.

Einteilung nach Sanders	
I	Interphalangealgelenke, Metatarso-Phalangealgelenke, Metatarsalia
II	Tarso-Metatarsalgelenke
III	Naviculo-Cuneiforme-Gelenke, Talo-Naviculargelenke
IV	Sprunggelenke
V	Calcaneus

2.2.6   Diabetische Retinopathie und Makulopathie

Problem

Nach 15–20 Jahren Diabetesdauer leiden über 90% der Patienten mit Typ-1-DM und über 50% der Patienten mit Typ-2-DM an einer Retinopathie. Sie ist anfangs oft asymptomatisch und kann im Endstadium zur Erblindung führen.

Risikofaktoren

- Hyperglykämie
- Hypertonie
- Diabetesdauer
- Hormonelle Umstellung (Schwangerschaft, Pubertät)

Kontrollintervalle

- Wenn keine Retinopathie vorliegt, 1 x jährlich
- Wenn Retinopathie vorliegt, Kontrollintervalle nach Maßgabe des Augenarztes
- Kinder vor dem 11. Lj. erst, wenn Diabetes länger als 5 Jahre andauert
- Schwangere sofort bei Diagnosestellung der Schwangerschaft, dann alle drei Monate
- Patienten mit Typ-2-DM sofort bei Feststellung der Erkrankung
- Bei schneller Blutglukosesenkung kurzfristige ophthalmologische Kontrolle

Untersuchung durch Augenarzt

Sehschärfe, vorderer Augenabschnitt, Augendruck, Augenhintergrund in Mydriasis

Therapie

- Optimierte Blutglukoseeinstellung
- Blutdrucknormalisierung (→ S. 75)
- Evtl. Laserkoagulation (→ Tab. → S. 72)

Stadium	Ophthalmologischer Befund
Nichtproliferative diabetische Retinopathie	
Milde Form	Mikroaneurysmen
Mäßige Form	Zusätzlich einzelne intraretinale Blutungen, perlschnurartige Venen (venöse Kaliberschwankungen)
Schwere Form	"4-2-1-Regel" > 20 einzelne Mikroaneurysmen, intraretinale Blutungen in 4 Quadranten oder perlschnurartige Venen in 2 Quadranten oder intraretinale mikrovaskuläre Anomalien (IRMA) in 1 Quadranten

Stadium	Ophthalmologischer Befund
Proliferative diabetische Retinopathie	
	Papillenproliferation, papillenferne Proliferation
	Glaskörpereinblutungen, Netzhautablösung
Diabetische Makulopathie	
Fokales Makulaödem	Punkt-/fleckförmige Zone(n) von Ödem, harten Exsudaten oder intraretinalen Blutungen am hinteren Pol
	Wie oben, jedoch makulanah; visusbedrohende Sonderform = klinisch signifikantes Makulaödem
Diffuses Makulaödem	Ausgedehntes Ödem der Makula und darüber hinaus mit harten Exsudaten und intraretinalen Blutungen
Ischäm. Makulopathie	Diagnose durch Fluoreszenzangiografie: Untergang des perifovealaren Kapillarnetzes

Adaptiert nach: http://www.deutsche-diabetes-gesellschaft.de, Leitlinien

2.2.7 Diabetes mellitus und Nephropathie

Problem

Rund 1/3 aller Patienten mit Diabetes mellitus entwickeln eine Nephropathie. Die diabetische Nephropathie ist die häufigste Ursache für die Notwendigkeit einer Nierenersatztherapie.

Merkmale der diabetischen Nephropathie

- Veränderung der Urinalbuminausscheidung
- Abnahme der glomerulären Filtrationsleistung
- Entwicklung oder Verstärkung von Hypertonie und/oder Dyslipoproteinämie

Screening

- 1 x jährlich Bestimmung der Albuminkonzentration im Urin (s. Abb. → S. 30)
- 1 x jährlich Berechnung der Clearance

Verkürzte MDRD-Formel

$$\text{Kreatinin-Clearance (ml/min/1,73 m}^2 = 186 \times (\text{Serumkreatinin in mg/dl})^{-1,154} \times (\text{Alter})^{-0,203}$$

Bei Frauen ist das Ergebnis mit 0,742, bei Farbigen mit 1,21 zu multiplizieren. Diese Formel sollte nicht benutzt werden bei Patienten mit akutem Nierenversagen, instabiler Nierenfunktion, extremer Adipositas oder Kachexie und bei ausgeprägten Ödemen. MDRD-Formel nur bei GFR < 60 ml/min valide (http://www.nierenrechner.de).

- Ab Niereninsuffizienz Stadium 3: alle 3 Monate Clearance, Albuminausscheidung, Kalzium, Phosphat, ggf. Parathormon, Hkt, Hb, 24h-RR

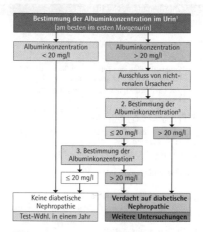

Aus: http://www.deutsche-diabetes-gesellschaft.de, Leitlinien

[1] Bei Schnelltests auf Teststreifen mit ausreichender Nachweisgrenze achten. Geeignet sind z.B. Micral-Test II, Microalbu-Stix.

[2] Nichtrenale Erhöhung der Albuminwerte: akutes Fieber, Harnwegsinfekt, schlecht eingestellter Diabetes, unkontrollierter Hochdruck, körperliche Anstrengung, Herzinsuffizienz.

[3] Zweite Kontrolle nach 2–4 Wochen, laborchemische Methode benutzen

- Gesicherte Mikroalbuminurie und Typ-1-DM = Diabetische Nephropathie
- Gesicherte Mikroalbuminurie und Retinopathie und Typ-2-DM = Diabetische Nephropathie.

Der aussagekräftigste Parameter für das Vorliegen/Ausmaß einer Proteinurie ist die Albumin-Kreatinin-Quotient:

Bestimmung aus Spontanurin (bei Mehrfachbestimmung wenn möglich immer zur selben Uhrzeit)
- Angabe als Urinprotein : Kreatinin = mg/g Kreatinin
- > 200 mg/g Krea gilt als pathologisch für den Mann
- > 300 mg/g Krea gilt als pathologisch für die Frau

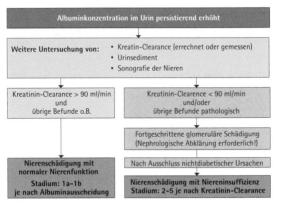

Aus: http://www.deutsche-diabetes-gesellschaft.de, Leitlinien

Stadieneinteilung der diabetischen Nephropathie

Stadium/ Beschreibung	Albuminausscheidung (mg/L)	Kreatinin-Clearance (ml/min)	Bemerkungen
Nierenschädigung mit normaler Nierenfunktion			S-Kreatinin normal
1a Mikroalbuminurie	20–200	> 90	Blutdruck im Normalbereich steigend oder Hypertonie
1b Makroalbuminurie	> 200		Dyslipidämie, rasche Progression v. KHK, AVK, Retinopathie und Neuropathie
Nierenschädigung mit Niereninsuffizienz (NI)			S-Kreatinin grenzwertig o. ↑ Hypertonie, Dyslipidämie, Hypoglykämie-Neigung
2 leichtgradige NI	> 200	60–89	
3 mäßiggradige NI	Abnehmend	30–59	Rasche Progression von KHK, AVK, Retinopathie und Neuropathie
4 hochgradige NI		15–29	
5 terminale NI		< 15	Anämie-Entwicklung, Störg. des Knochenstoffwechsels

Aus: http://www.deutsche-diabetes-gesellschaft.de, Leitlinien

Der klinische Verlauf und die Diagnose der diabetischen Nephropathie unterscheiden sich bei Typ-1- und Typ-2-DM.

	Typ-1-DM	Typ-2-DM
Hypertonie	2–5 Jahre nach Beginn der Mikroalbuminurie	Mehr als die Hälfte der Patienten vor Mikroalbuminurie bereits hyperton
Spezifität der Mikroalbuminurie für diabetische Nephropathie	Hoch	Gering, da Begleiterkrankungen (Arteriosklerose und Hypertonie Proteinurie verursachen)

2.3 Diagnose typischer mit Diabetes assoziierter Begleiterkrankungen

2.3.1 Diagnose der Hypertonie

Messung nach 5-minütiger Ruhe in einem stillen Raum an beiden Armen auf Herzhöhe. Vorher kein Nikotin oder Alkohol.
Bei großem Oberarmumfang breitere Manschetten wählen:

Armumfang	Manschettenbreite x aufblasbarer Manschettenanteil
Unter 24 cm	10 x18 cm
24–32 cm	12–13 x24 cm
33–41 cm	15 x 30 cm

Bei Messung durch Arzt ist pathologisch: > 140/90 mmHg
Bei Messung durch Patienten oder 24-Stunden-RR-Messung ist pathologisch: > 135/85 mmHg.

Dem Patienten sollte eine RR-Eigenmessung mit entsprechender Protokollführung empfohlen werden.

2.3.2 Diagnose der Dyslipoproteinämie

Bestimmung von LDL-, HDL-, Gesamt-Cholesterin und Triglyceridspiegel (Therapie → S. 77)

2.3.3 Diagnose des Nikotinabusus durch Anamnese

Erfassung der Dauer und der Intensität des Zigarettenkonsums in Packungen x Jahre (= Packyears)
Therapie → S. 78

2.3.4 Diagnose der Adipositas

Adipositas ist eine Vermehrung des Körperfetts. Berechnungsgrundlage ist der Körpermassenindex [Body Mass Index (BMI)]. Der BMI ist der Quotient aus Gewicht und Körpergröße zum Quadrat.

Gewichtsklassifikation bei Erwachsenen anhand des BMI (nach WHO, 2000)

Kategorie	BMI	Risiko für Begleiterkrankungen
Untergewicht	< 18,5	Niedrig
Normalgewicht	18,5 – 24,9	Durchschnittlich
Übergewicht	≥ 25,0	
Präadipositas	25 – 29,9	Gering erhöht
Adipositas Grad I	30 – 34,5	Erhöht
Adipositas Grad II	35 – 39,9	Hoch
Adipositas Grad III	> 40	Sehr hoch

Definition der Fettverteilung

Neben dem BMI bestimmt das Fettverteilungsmuster das metabolische und kardio-vaskuläre Gesundheitsrisiko. Ein einfaches Maß zur Beurteilung der Fettverteilung ist die Schätzung der intraabdominellen/viszeralen Fettmasse durch Messung des Taillenumfangs. Bei einem Taillenumfang > 88 cm bei Frauen oder > 102 cm bei Männern liegt eine abdominelle Adipositas vor. Bei Personen mit BMI > 25 kg/m² sollte stets der Taillenumfang gemessen werden.

Taillenumfang und Risiko für adipositasassoziierte metabolische Komplikationen

Risiko für metabolische Komplikationen	Taillenumfang (in cm)	
	Männer	Frauen
Erhöht	> 94	> 80
Deutlich erhöht	> 102	> 88

2.3.5 Das metabolische Syndrom

Das metabolische Syndrom wurde 1923 erstmals als Hypertonie-Hyperglykämie-Hyperurikämie-Syndrom beschrieben und in den folgenden 85 Jahren immer wieder anders definiert.

Die jüngste Definition der Internationalen Diabetes-Federation (IDF) sieht nun abdominelle Adipositas als obligates Symptom (Taillenumfang bei Männern > 94 cm, bei Frauen > 80 cm).

Zusätzlich müssen zwei der folgenden 4 Kriterien erfüllt sein:

- **HDL-Cholesterin < 40 mg/dl** (1 mmol/l) [bei Frauen < 50 mg/dl (1,28 mmol/l)]*
- **Triglyceride > 150 mg/dl** (1,71 mmol/l)*
- **RR > 130/85 mmHg***
- **Nüchternplasmaglukose > 100 mg/dl** (5,6 mmol/l)*

* Oder medikamentöse Therapie

Die amerikanische und die europäische Diabetes-Fachgesellschaft (ADA und EASD) sind gegen die Nutzung des Begriffs "metabolisches Syndrom", da

- keine einheitliche Definition vorliegt,
- die Grenzwerte und die Einzelsymptome durch Experten definiert sind,
- die Assoziation der klassischen Risikofaktoren nicht gefährlicher ist als ihre Summe, also keine Potenzierung vorliegt, und
- der klinische Nutzen unsicher ist.

Die statistische Assoziation von Übergewicht, Typ-2-DM, Fettstoffwechselstörung und Bluthochdruck wird nicht in Frage gestellt.

Es ist derzeit keine ausreichend gute und sichere Codierung möglich.

Wir empfehlen daher, in Arztbriefen und Ähnlichem die Einzeldiagnosen zu nennen (und zu codieren).

3   Therapie des Typ-1-DM

3.1   Ziel der antihyperglykämischen Therapie

⇒ **Insulintherapie zwingend indiziert und lebenslang beizubehalten!**

Therapeutische Ziele	
Glukose präprandial	90–120 mg/dl
Glukose vor der Nacht	110–135 mg/dl
HbA$_{1c}$	< 7,0% (besser noch < 6,5%)
schwere Hypoglykämien	keine

Cave

- Vorsichtige Blutglukoseabsenkung bei proliferativer Retinopathie
- Passager: Höhere Zielwerte (140 mg/dl) bei bekannter Hypoglykämiewahr-nehmungsstörung
- Bei älteren Patienten evtl. höhere Zielwerte (z.B. 140–160 mg/dl)

Gut geschulte Patienten führen in der Regel im Krankenhaus ihre Therapie weiter. Die Dokumentation muss auch in der Krankenakte erfolgen.

Merke

HbA$_{1c}$-Wert: Dient lediglich der Langzeitkontrolle neben den täglich dokumen-tierten Blutglukosewerten. Eine Kontrolle ist erst nach 2–3 Monaten sinnvoll.

Cave

Ein sehr niedriger Langzeitwert kann durch rezidivierende Hypoglykämien verursacht sein. Deshalb immer die täglich gemessenen Blutglukosewerte einbeziehen.

3.2   Grundlage der Insulintherapie

⇒ **Insulintherapie nie unterbrechen!**

Anpassung an den individuellen Insulinbedarf ⇒ abhängig von:
- Ausmaß des Insulindefizits und der Insulinempfindlichkeit
- Tageszeit
- Pharmakokinetik und -dynamik der verwendeten Insulinpräparate
- Nahrungszufuhr
- Körperlicher Aktivität

3.2.1   Grundversorgung und Abdeckung der Mahlzeiten

Die Insulintherapie muss die Grundversorgung und die Abdeckung der Mahlzeiten umfassen

Grundversorgung (Basis)
- Erfolgt durch die Gabe von Verzögerungsinsulin 1–3 x tgl.
- Ziel ist, die Blutglukose ohne Nahrungszufuhr konstant zu halten.

Abdeckung der Mahlzeiten (Bolusgabe)
- Die Mahlzeiten mit den daraus resultierenden Blutglukoseanstiegen werden über die Bolusgabe abgedeckt.
- Als Bolus wird kurz wirkendes Insulin (Normalinsulin oder kurz wirksames Analoginsulin) verwendet.

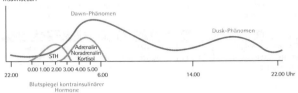

Basaler Insulinbedarf - Biorhythmus der Insulinempfindlichkeit

Circadiane Schwankungen des basalen Insulinbedarfs u. Ausschüttung kontrainsulinärer Hormone

Daraus ergibt sich in den frühen Morgenstunden ein deutlich höherer Insulinbedarf als am Mittag oder in der Nacht zwischen 22.00 und 3.00 Uhr.

Für die Insulintherapie bedeutet der unterschiedliche Insulinbedarf Folgendes.

Als Faustregel gilt:

- Der Insulinbedarf von Morgen : Mittag : Abends entspricht ca. dem Verhältnis 3 : 1 : 2. Die genaue Berechnung erfolgt nach BE-Faktor (→ S. 39, → S. 40)
- Die Gefahr für eine Hypoglykämie ist zwischen 22.00 und ca. 3.00 Uhr am größten.
- Die Verzögerungsinsulindosis muss so gewählt werden, dass die insulinempfindliche Zeit bis 3.00 Uhr und die anschließend zunehmende Resistenz optimal abgedeckt werden.
- Zu den verschiedenen Tageszeiten sind verschieden hohe Insulinmengen pro BE nötig.

3.2.2   Grundbegriffe zur Diabeteseinstellung

BE-Faktor
Anzahl der Insulineinheiten, die notwenig sind, um 1 BE auszugleichen und den Blutglukosespiegel prä- und postprandial annähernd konstant zu halten.

Korrekturfaktor (KF)
Menge an Blutglukose, die durch die Gabe von 1 IE Insulin gesenkt wird (z.B. 1 IE morgens senkt die Blutglukose um 30 mg/dl, d.h. KF = 30).

3.3   Therapieformen bei Typ-1-DM

3.3.1   Intensivierte Insulintherapie (ICT) = Basis-Bolus-Prinzip

Hier erfolgt die basale Versorgung mit Verzögerungsinsulin. Die Nahrungs-kohlendydrate werden mit der Bolusgabe abgedeckt.

Kurz wirksame Insuline

Als kurz wirksame Insulinarten gibt es Normalinsulin (Altinsulin) und die kurz wirksamen Analoginsuline.

Kurz wirksame Insuline

Insulin	Wirkungsdauer	Spritz-Ess-Abstand	Handelsname
Normal-/ "Altinsulin"	Etwa 4–6 h; Wirkbeginn nach ca. 20–30 min; Wirkungsmaximum nach ca. 2 h	15–30 min	Actrapid® Berlinsulin H normal® Huminsulin normal® Insuman rapid®
Sehr kurz wirksame Analoga	Etwa 3 h; Wirkbeginn nach ca. 10–15 min; Wirkungsmaximum nach ca. 1 h	Nicht nötig, Gabe auch nach dem Essen möglich	Apidra® Humalog (Lispro)® Liprolog® Novo Rapid®

Merke: Die Wirkdauer des Insulins steigt mit der applizierten Dosis.

Verzögerungsinsuline

Hier stehen die protaminverzögerten Insuline (NPH-Insulin) sowie die Langzeit-analoga Insulin Detemir und Insulin Glargin zur Auswahl.

Verzögerungsinsuline

Insulin	Wirkungsdauer	Spritz-Ess-Abstand	Handelsname
Verzögerungs-insuline (Protamin-verzögert)	ca. 10–14 h; Wirkbeginn nach ca. 1–2 h Maximum nach ca. 4–6 h	Keiner, da basale Insulinversorgung	B. Braun ratiopharm basal® Berlinsulin H basal® Insuman basal® Huminsulin basal® Protaphane®
Sehr lang wirksame Analoga	Etwa 24 h; sehr flacher Wirkungs-verlauf; kein Wirkmaximum	Keiner, da basale Insulinversorgung	Lantus®
	Etwa 10–16 h; hat Wirkmaximum zwi-schen 6–10 Stunden		Levemir®

Übersicht über verschiedene Insulinarten

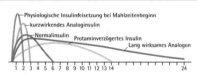

Insulinkurven und Kohlenhydrataufnahme

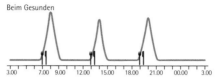

Beim Gesunden

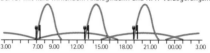

Bei ICT mit kurz wirkendem Analoginsulin und NPH-Verzögerungsinsulin

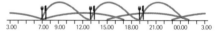

Bei ICT mit Normalinsulin und NPH-Verzögerungsinsulin

Praktisches Vorgehen bei der intensivierten Insulintherapie (ICT)

Die Insulindosierung setzt sich aus folgenden Einzeldosierungen zusammen:

- Bolusgabe (Mahlzeitenbedarf und evtl. Korrektur)
- Basalgabe
- Korrektur zu hoher Werte

1. Errechnung der Bolusgabe (Normal-/Analoginsulin)

Zu den Mahlzeiten müssen je nach Menge der BE unterschiedliche Insulinmengen gespritzt werden. Hierzu gibt man den **BE-Faktor** an. Er drückt aus, wie viele IE kurz wirksames Insulin zur Erhaltung der Normoglykämie für eine BE benötigt werden. In der Regel wird morgens doppelt so viel Insulin benötigt wie mittags. Abends ist der Insulinbedarf wieder höher als mittags.
Aufteilung zu Beginn mit BE-Faktoren: morgens 2, mittags 1, abends 1,5.

Anmerkung

Patienten mit Typ-1-DM brauchen im Krankenhaus in der Regel keine spezifische Diät und können Vollkost nach Wunsch erhalten, solange die Einschätzung der Mahlzeitenkohlenhydrate gewährleistet ist.

Sog. Diabetes-Standarddiäten im Krankenhaus können unterschiedlichste KH-Mengen enthalten (meist zwischen 9 und 14 BE = 900–1400 kcal). Dies ist eine unterkalorische Diät und damit kontraindiziert. Deshalb für Patienten mit Diabetes mindestens 16-BE-Diabetesdiäten bestellen!

Beispiel für den Beginn

Bei 18-BE-Krankenhauskost (Aufteilung: 6 BE morgens, 6 BE mittags, 6 BE abends)

- 2 x 6 = 12 IE ⇒ morgens
- 1 x 6 = 6 IE ⇒ mittags
- 1,5 x 6 = 9 IE ⇒ abends

(Erfahrungswerte für Erwachsene, große individuelle Variabilität)

Wichtig ist die tägliche Anpassung der Insulindosis (je nach Blutglucose BE-Faktoren erhöhten oder reduzieren).

- Erhöhung der BE-Faktoren für den nächsten Tag, wenn der Glukosewert vor der nächsten Mahlzeit zu hoch ist (Anstieg um ca. 40 mg/dl im Vergleich zum Ausgangswert)
- Reduktion, wenn der Glukosewert vor der nächsten Mahlzeit niedriger ist als der Ausgangswert.

Wichtig ist, dass die Kohlenhydratzufuhr konstant bleibt, damit man auf die erforderliche Insulinmenge pro BE, also den BE-Faktor, schließen kann.

2. Berechnung der Verzögerungsinsulindosis

Ausgehend von der errechneten Gesamtinsulindosis pro Tag kann man auf die Verzögerungsdosis schließen.

- Gesamtinsulindosis: ca. 0,7 IE/Insulin pro kg KG;
  Bsp. 80 kg schwerer Patient benötigt ca. 56 IE pro Tag

- Etwa 40% der Gesamtinsulindosis entspricht dem Basalbedarf
  Bsp.: Bei 56 IE Tagesdosis somit ca. 24 IE Verzögerungsinsulindosis

- Aufteilung auf 1/2 morgens und 1/2 abends (bei NPH-Insulin);
  Bsp. Bei 24 IE Verzögerungsinsulin 12 IE morgens und 12 IE abends 22 Uhr

- Bei Ersteinstellung wird mit ca. 50-60% der berechneten Dosis begonnen
  Bsp. Beginn mit 6 IE morgens und 6 IE abends

- Start in der Regel mit NPH-Insulin

Bei Insulin glargin kann die Gesamtdosis zu einem beliebigen Zeitpunkt gespritzt werden.

3. Korrektur zu hoher Werte

Jeder mit Typ-1-DM sollte vor dem Essen seine Blutglukose selbst bestimmen, damit erhöhte Blutglukosewerte korrigiert werden können. Diese Korrektur wird dann zu dem für die Mahlzeit errechneten Insulin addiert.

Korrekturfaktor: tagsüber 30–50, d.h., 1IE Insulin senkt die Blutglukose um 30–50 mg/dl Glukose.
Für die Korrektur muss ein **Zielwert** definiert sein: tagsüber **120 mg/dl**.

Beispiel 1

- Blutglukose vor dem Frühstück: 180 mg/dl, Korrekturfaktor 30
- 180mg/dl – 120 mg/dl = 60 mg/dl
- 60 : 30 = 2 IE

Aus der Summe der BE-Faktoren und der Korrektur ergibt sich die zu spritzende Bolusgabe.

Beispiel 2

Blutglukose vor dem Frühstück: 180 mg/dl
Essensmenge 3 BE bei einem BE-Faktor 4 IE/BE
Korrekturfaktor 30

- 3 x 4 IE = 12 IE
- 180 mg/dl – 120 mg/dl = 60 mg/dl
- 60 : 30 = 2 IE

Summe: 12 IE + 2 IE = 14 IE

Der Patient muss die Kohlenhydratmenge richtig einschätzen können.

- Korrekturfaktoren können wie die Bolusgaben variieren, d.h.:
  - Morgens 30 = 1 IE senkt um ca. 30 mg/dl
  - Mittags 50 = 1 IE senkt um ca. 50 mg/dl
  - Abends 40 = 1 IE senkt um ca. 40 mg/dl
- Präprandiale Zielwerte sicherheitshalber 120 mg/dl

4. Besonderheit 22.00 Uhr

Zielwerte und Korrektur sind höher zu definieren, um nächtliche Hypoglykämie zu vermeiden.

- Korrekturfaktor um 50–60
- Zielwert von 150 mg/dl

Zu niedrige Blutglukose vor dem Essen muss ebenfalls korrigiert werden. Am besten geeignet ist eine zusätzliche BE.

- Präprandiale Hypoglykämie < 50 mg/dl: schnell resorbierbare Kohlenhydrate (Traubenzucker [1–2 BE]).
- Präprandiale Hypoglykämie < 80 mg/dl 1 BE mehr essen und normal errechnete Insulinmenge spritzen oder errechnete Insulinmenge um 1–2 IE reduzieren.
- Bei sehr niedrigen Blutglukosewerten kann die Insulinapplikation auch nach dem Essen erfolgen.

3.3.2   Insulinpumpe-CSII (Continuous Subcutaneous Insulin Infusion)

Die Insulinabgabe erfolgt kontinuierlich über eine Pumpe. Über eine programmierte Basalrate kann die Insulinmenge stündlich geändert werden. Diese Therapie kommt der physiologischen Insulinausschüttung am nächsten (Folge: bessere HbA$_{1c}$-Werte, weniger Hypoglykämien, höhere Lebensqualität).
Beim Einsatz der Pumpe kommen nur Normalinsulin oder schnell wirksame Analoga zur Anwendung.

Die Neueinstellung ist spezialisierten Zentren vorbehalten.

Achtung: Bei Ablegen der Pumpe Lebensgefahr durch Ketoazidose!!!

Vorgehen bei Patienten, die mit einer Insulinpumpe eingeliefert werden.

WICHTIG

- Gut geschulte Patienten sollten die Pumpentherapie nach Möglichkeit selbständig weiterführen.
- Blutglukosewerte müssen in der Krankenakte dokumentiert werden.
- Kann der Patient die Therapie nicht selbständig durchführen, so sollte auf eine ICT umgestellt werden.

Umstellen von Pumpe auf ICT

- Meist muss die bisherige Tagesinsulinmenge um ca. 10% erhöht werden.
- 40% als Verzögerungsinsulin berechnen (davon 1/2 am Morgen und 1/2 um 22.00 Uhr spritzen)
  - Gilt für NPH und Insulin Detemir
  - Lantus als einmalige Dosis applizieren
- Verbleibende Menge als Bolusinsulin im Verhältnis 3 : 1 : 2 auf Morgen-, Mittag- und Abendgabe verteilen.
- BE-Verteilung sollte dem Patientenalltag entsprechen.
  - Tägliche Anpassung nötig
  - Bei Ausfall von Mahlzeiten keine Bolusgaben, Verzögerungsinsulin belassen
  - Regelmäßige Messungen, auch um 22.00 und 3.00 Uhr
  - Bei hohen Blutglukosewerten Dosis steigern (um 10–20%)
  - Möglichst bald Wiederanlegen der Pumpe anstreben

4 Therapie des Typ-2-DM

Typ-2-DM wird durch Insulinresistenz und eine gestörte Insulinsekretion verursacht.

4.1 Ziele während des Krankenhausaufenthalts

- Vermeidung von hyperglykämiebedingten Beschwerden: Exsikkose, Juckreiz, Schwindel
- Den Erfolg der Krankenhausbehandlung sichern:
  - Sicheres perioperatives Management s. Kap. 6 → S. 56
  - Hyperglykämiebedingte Komplikationen verhindern: Wundheilungsstörung, Immunsuppression
- Vermeidung von Hypoglykämie

4.2 Langfristige Ziele

s. Tabelle auf der Umschlaginnenseite "Langfristige Therapieziele bei Diabetes mellitus" ⇒ Gegenstand der weiterführenden ambulanten Behandlung

4.3 Therapie mit oralen Antidiabetika (OAD)

Der derzeit gültige Stufenplan ist oft unter stationären Anforderungen nicht anwendbar.
- Häufig Umstellung auf Insulin nötig, da Akutsituationen Entgleisungen der Blutglukose bewirken. Orale Medikamente sind in Akutsituationen oft kontraindiziert.
- Eine stationär notwendige Insulintherapie kann möglicherweise im Verlauf des Aufenthaltes wieder beendet werden.

4.3.1   Antihyperglykämische Therapie des Typ-2-DM

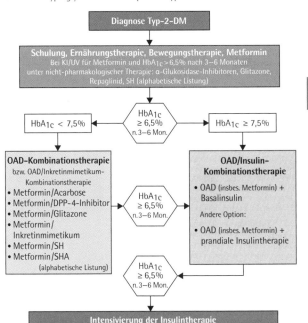

Diagnose Typ-2-DM

Schulung, Ernährungstherapie, Bewegungstherapie, Metformin
Bei KI/UV für Metformin und $HbA_{1c} > 6,5\%$ nach 3–6 Monaten
unter nicht-pharmakologischer Therapie: α-Glukosidase-Inhibitoren, Glitazone,
Repaglinid, SH (alphabetische Listung)

HbA_{1c} ≥ 6,5% n.3–6 Mon.

$HbA_{1c} < 7,5\%$

HbA_{1c} ≥ 7,5%

OAD-Kombinationstherapie
bzw. OAD/Inkretinmimetikum-
Kombinationstherapie
• Metformin/Acarbose
• Metformin/DPP-4-Inhibitor
• Metformin/Glitazone
• Metformin/
  Inkretinmimetikum
• Metformin/SH
• Metformin/SHA
  (alphabetische Listung)

HbA_{1c} ≥ 6,5% n.3–6 Mon.

**OAD/Insulin-
Kombinationstherapie**
• OAD (insbes. Metformin) +
  Basalinsulin

Andere Option:
• OAD (insbes. Metformin) +
  prandiale Insulintherapie

HbA_{1c} ≥ 6,5% n.3–6 Mon.

Intensivierung der Insulintherapie
• ICT
• CT, falls ICT nicht möglich/nicht indiziert
• Jeweils Kombination mit Metformin, falls keine KI/UV
• Weitere Option: Kombination mit Pioglitazon, falls keine KI/UV
• Weitere Option: CSII, falls Therapieziel mit ICT nicht erreicht wird

4.3.2   Orale Antidiabetika

Diese senken den HbA_{1c} zusätzlich um ca. 1% (ca. 0,5–1,6%).

- **Metformin:** Therapie der 1. Wahl bei Fehlen von Kontraindikationen/Unverträglichkeiten.
- **Sulfonylharnstoffe:** Glibenclamid bei Schlanken, Vorteile von Glimepirid (Gewicht, Hypoglykämien, Einmaldosis).
- **Repaglinid:** bei unregelmäßigem Tagesablauf oder auch anstelle des Mahlzeiteninsulins bei niedrigem Insulinbedarf, auch in Kombination, z.B. mit Metformin.
- **Nateglinid:** ähnlich, aber nicht als Monotherapie zugelassen, weniger wirksam als Repaglinid.
- **Glitazone:** in Kombination mit Metformin oder Sulfonylharnstoff, bei Metformin-Unverträglichkeit auch in der Monotherapie. Da der volle blutglukosesenkende Effekt erst nach 12–16 Wochen zu erwarten ist, wird die Einleitung meist ambulant vorgenommen. Kombinationstherapie mit Insulin und Pioglitazon möglich. KI für Rosiglitazone: akutes Koronarsyndrom und Z.n. Myokardinfarkt.
- **Acarbose:** Reduziert den postprandialen Glukoseanstieg durch Hemmung der Spaltung von Di- in Monosaccharide. 3 x 50 mg in der Regel ausreichend. Bei Hypoglykämie immer nur reine Glukose zuführen.
- **DPP-4-Inhibitor:** Sitagliptin, Vildagliptin und Saxagliptin, derzeit einzige Vertreter. In Kombination mit Metformin, Glitazonen und Sulfonylharnstoffen zugelassen. Sitagliptin ist auch in Kombination mit Sulfonylharnstoff + Metformin zugelassen. Senkung der postprandialen Glukosewerte. Kein relevantes Hypoglykämierisiko.

4.3.3   Subkutan-applizierbare Antidiabetika

- **Inkretinmimetika (GLP-1-Rezeptor-Agonisten: Exenatide, Liraglutid)**
  Glukoseabhängige Stimulation der Insulinsekretion, kein substanzeigenes Hypoglykämierisiko, Gewichtsreduktion, zugelassen in Kombination mit Metformin und/oder Sulfonylharnstoff
- **Insulin**

Bei stabiler Stoffwechseleinstellung (140 bis maximal 200 mg/dl) sollte die antidiabetische Therapie intensiviert werden. Eine Intensivierung der oralen antidiabetischen Therapie ist oft ausreichend.

- **Wenn die Blutglukosewerte darunter unzureichend eingestellt sind, erfolgt die zusätzliche Gabe von Insulin.**
- Bei schweren akuten Erkrankungen mit Stoffwechselentgleisungen sollte Insulin zur Normalisierung des Glukosestoffwechsels eingesetzt und OAD abgesetzt werden.

Bei zu hohem Nüchternwert	Bei zu hohem postprandialen Wert (2 h nach der Mahlzeit)
• Metformin • Glitazone • NPH-Insulin (Bedtime-Insulin) • Langzeit-Insulinanaloga (Lantus®, Levemir®), oft reguliert sich der Nüchternwert auch mit einer guten prandialen Insulineinstellung	• Sulfonylharnstoffe • Glinide • Acarbose • Normalinsulin oder kurz wirksame Analoga zum Essen

4.4   Therapiemöglichkeiten mit Insulin

- Verzögerungsinsulin mit OAD (basalunterstützte Therapie = BUT)
- Supplementäre Insulintherapie (SIT)
- Intensivierte Insulintherapie (ICT)
- Konventionelle Insulintherapie (CT)

4.4.1   Insulin in Kombination mit OAD (BUT)

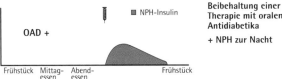

Beibehaltung einer Therapie mit oralen Antidiabetika

+ NPH zur Nacht

- Verzögerungsinsulin (NPH) zur Nacht (22.00 Uhr) bei erhöhten morgendlichen Nüchternwerten, beginnend mit 8–12 IE s.c. (0,2 IE/kg KG), evtl. rasch steigern
- Falls unter NPH-Gabe das Therapieziel einer morgendlichen Normoglykämie (Zielbereich 100–120 mg/dl) nicht ohne nächtliche Hypoglykämie erreicht wird, besteht eine weitere Option in der Gabe eines lang wirksamen Analogons (Insulin Glargin, Insulin Detemir).

Es besteht auch die Option, mit einer prandialen Insulintherapie zu beginnen. Das wäre dann die Supplementäre Insulintherapie (SIT).

4.4.2   Supplementäre Insulintherapie (SIT, nach Dr. Renner)

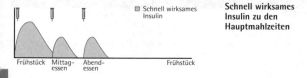

Frühstück Mittag- Abend-   Frühstück
           essen   essen

☐ Schnell wirksames Insulin

Schnell wirksames Insulin zu den Hauptmahlzeiten

Einstellung auf Supplementäre Insulintherapie (SIT)

- Kurz wirksames Insulin vor dem Essen.
- Bei vielen Patienten reicht eine fixe Dosis aus.
- Fixdosis ist vor allem bei relativ konstantem Essverhalten möglich.
- Auch ältere Patienten mit einer Mischinsulintherapie profitieren von einer Umstellung auf SIT.
  – Vor allem die postprandialen (2 h) Blutglukosewerte lassen sich deutlich verbessern.
  – Die Gefahr der Hypoglykämie zwischen 22.00 und 3.00 Uhr wird minimiert.

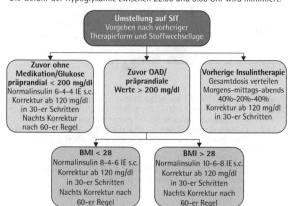

Umstellung einer konventionellen Insulintherapie (CT) auf SIT

Die Gesamtmenge an Mischinsulin (Morgen- und Abendgabe zusammen) wird durch 6 dividiert und dann im Verhältnis 3 : 1 : 2 auf die Morgen-, Mittag- und Abendgabe verteilt. Bei häufigen Hypoglykämien wird die Gesamtmenge um 10–20% reduziert. Ist die CT-Dosis sehr hoch (um 100IE oder mehr), kann die SIT-Dosis mittels Körpergewicht und einem Faktor errechnet werden:
kg KG x 0,3 bis 0,5 IE.

Beispiel:

> **80 kg x 0,3 = 24 IE   24 IE : 6 = 4**
>
> - Mit 12 IE (3 x 4 IE) morgens, 4 IE (1 x 4 IE) mittags u. 8 IE (2 x 4 IE) abends beginnen.
> - Dosis täglich und rasch anpassen.
> - Verteilung der Kohlenhydrate und Essensmenge sollte dem Alltag des Patienten entsprechen – natürlich mit Hinblick auf eine gesunde Mischkost sowie eine evtl. nötige Kalorienreduktion (Ernährungsberatung hinzuziehen).

Achtung: Bei sehr insulinresistenten Patienten mit sehr hoher Insulindosis und schlechtem HbA_{1c} (> 10%) sollte die Vordosis zur Berechnung herangezogen werden. Bei Berechnung nach Körpergewicht muss hier der Faktor 1,0 x kg KG genommen werden.

4.4.3 Intensivierte Insulintherapie (ICT)

Bei Nichterreichen des Therapieziels unter BUT bzw. SIT muss eine intensivierte Insulintherapie (ICT) begonnen werden

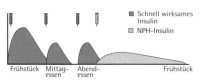

Ggf. kombiniert mit NPH

■ Schnell wirksames Insulin
□ NPH-Insulin

Frühstück Mittag- Abend-   Frühstück
           essen   essen

Intensivierte Insulintherapie (ICT)

Verzögerungsinsulin abends nötig, wenn
- Nüchternwerte trotz guter Werte um 22.00 und 3.00 Uhr erhöht (Anstieg in den frühen Morgenstunden um ca. 30–50 mg/dl; Zeichen einer Insulinresistenz).
- Hier ist evtl. die Kombination mit Metformin und/oder einem Glitazon (Pioglitazon) hilfreich.
- Beginn meist mit 10–12 IE NPH-Insulin zur Nacht; täglich anpassen!

- NPH um 22.00 Uhr spritzen, da Wirkmaximum ab ca. 4–6 Stunden nach Injektion.
- Bei Insulindetemir kann Gabe früher erfolgen.
- Insulin glargin besser mit kurz wirksamem Analogon verwenden. Bei morgendlichen Hyperglykämien sind NPH/Insulindetemir besser geeignet.

4.4.4   Konventionelle Insulintherapie (CT)

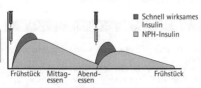

Mit 2 x tgl. Mischinsulin bzw. NPH zur Nacht

■ Schnell wirksames Insulin
□ NPH-Insulin

Frühstück Mittag- Abend- Frühstück
essen essen

Konventionelle Insulintherapie (CT; 2-Spritzentherapie mit Mischinsulin)

- Insulingabe morgens und abends vor den Mahlzeiten; Spritz-Ess-Abstand und Zwischenmahlzeiten beachten.
- Mischinsuline (Normalinsulin/Analoga-NPH) mit einem Mischungsverhältnis von 25 : 75 bzw. 30 : 70 sowie 50 : 50 Prozent stehen zur Verfügung.
- 50/50-Mischungen aufgrund der besseren postprandialen Einstellung bevorzugen
- Die Gesamtmenge im Verhältnis 2/3 morgens und 1/3 abends aufteilen.
- Dosierung: Beginn meist mit 0,3–0,5 IE x kg KG.
- Auf die Einnahme von Zwischenmahlzeiten achten.

Beispiel

80 kg x 0,5 = 40 IE (auf 2/3 zu 1/3 verteilen)
Gabe von 30/70-Insulin 26 IE – 0 – 14 IE

Vorteile
- Sehr einfache Handhabung
- Keine Anpassung seitens des Patienten nötig
- Zweimalige Applikation bei ambulanter Pflege

Nachteile
- Unflexibel
- Essensmenge muss relativ konstant gehalten werden
- Keine Anpassung seitens des Patienten möglich
- Keine schnelle Korrektur, da sonst Gefahr einer Hypoglykämie
- Im stationären Bereich auf eventuelle Nüchternphasen durch Untersuchungen etc. achten

Für die Ersteinstellung werden Humaninsuline eingesetzt. Die Umstellung von CT auf andere Therapieformen erfolgt bei Bedarf im ambulanten Bereich bei entsprechender Indikation, **wie z.B.:**

- Postprandiale Zielwerte nicht erreicht
- Flexibler Tagesablauf lässt keine Zwischenmahlzeit zu
- Patient möchte keine Zwischenmahlzeit
- Starke Hypoglykämieneigung
- Sportlich sehr aktive Menschen
- Ältere Patienten, die unregelmäßig essen
- Spritz-Ess-Abstand kann nicht eingehalten werden (Arbeit etc.)
- Bessere Korrekturmöglichkeit

4.5 Diabetestherapie im Alter

Besonderheiten
- Wegen Komorbidität oft OAD-Gabe kontraindiziert
- Die meisten Patienten nehmen schon viele Tabletten ein
- Höhere Zielwerte definieren ⇒ präprandial bis 130/140 mg/dl
- Hypoglykämie vermeiden (Verletzungsgefahr)
- Unregelmäßige oder fehlende Mahlzeiten
- Patienten oft von Sozialdienst (häufig nur 2 x tgl.) oder im Altersheim betreut

Therapie mit OAD
- Häufig bestehen Kontraindikationen!

Therapie mit Insulin
- Mischinsulin möglich, wenn Alltag konstant
- Bei unregelmäßiger Nahrungszufuhr evtl. Supplementäre Insulintherapie mit fixer Dosierung wählen
- Analoginsuline können sinnvoll sein, da sie auch nach dem Essen appliziert werden können (z.B. im Altersheim)

4.6 Ernährungsempfehlungen

Auf eine gesunde Mischkost, evtl. auch kalorienreduziert, hinweisen und beraten. Eine Umstellung ist im Krankenhaus schwierig, wenn die Patienten nicht explizit zur Diabeteseinstellung stationär sind.

Empfohlene Zusammensetzung
• Etwa 30% Fette
• Etwa 15% Eiweiß
• Etwa 50–60% Kohlenhydrate

Jüngere Studien zeigen gute Ergebnisse für eine kohlenhydratärmere und proteinreichere Kost. Hier muss lediglich auf die Nierenfunktion geachtet werden.
• Nierenfunktion eingeschränkt: **keine Eiweißrestriktion nötig**
• Bei Dialysepflichtigkeit eher höhere Proteinmengen
• Bei chronischen Infekten, z.B. diabetisches Fußsyndrom, oder Wundheilungsstörungen, höhere Eiweißzufuhr (1–1,5 g/kg KG) anstreben

Schlussbemerkungen
Es kann nicht Aufgabe einer Klinik sein, den Glukosestoffwechsel stationär in jedem Fall zu normalisieren. Es müssen aber Vorgaben gemacht werden, damit dies innerhalb der nächsten Monate ambulant oder in einer diabetologischen Rehaklinik (z. nach Myokardinfarkt) geschieht. Hierfür sind gerade bei der Diabetestherapie eine gute Verknüpfung und ein fließender Übergang zwischen stationärer und ambulanter Betreuung von herausragender Bedeutung. Somit ist die Diabetestherapie ein Modell für die integrierte Versorgung.

5 Therapie bei diabetischen Sonderformen (Typ-3)

5.1 Pankreopriver Diabetes mellitus

5.1.1 Häufigste Ursachen

1. Pankreatitis (akut nekrotisierend, chronisch rezidivierend)
2. Alkoholabusus
3. Trauma/Pankreatektomie
4. Mukoviszidose
5. Hämochromatose
6. Neoplasie

Tritt auf, wenn mehr als 50% der Inselzellen zerstört sind. Bei 50%iger Pankreatektomie tritt oft nur eine gestörte Glukosetoleranz auf.

Relevant sind folgende Faktoren:

- Pankreasschwanzresektion (vorwiegende Lokalisation der Inselzellen)
- Gewicht des Patienten
- Exokrine Pankreasinsuffizienz
- Glukagonmangel durch Zerstörung der Alphazellen des Pankreas

Bei chronischer Pankreatitis

Bis 25 Jahre nach Beginn der Symptomatik entwickelt sich bei 83% ein Diabetes.

5.1.2 Diagnose pankreopriver Diabetes mellitus

- Anamnese
- Glukosemessung nüchtern und postprandial oder oGTT mit 75 g Glukose
- Deutlich erniedrigte C-Peptid-Spiegel nüchtern und nach Glukagonbelastung
- Falls nur pathologische Glukosetoleranz können Insulinspiegel und Blutglukose noch im Normbereich liegen.
  - Glukagontest beim nüchternen Patienten: 1 mg Glukagon i.v. nach Blutabnahme (C-Peptid-Bestimmung) injizieren; nach 6 Minuten erneut C-Peptid bestimmen; Cave: Übelkeit, Erbrechen bei Glukagongabe.

Bewertung der C-Peptidwerte, Angaben in µg/l (mmol/l)		
Basal	6 min nach Glukagon	Bewertung
> 1,8 (0,5)	> 2,9 (0,8)	Nicht insulinbedürftig
< 0,8 (0,2)	< 1,0 (0,3)	Insulinbedürftig
0,7–1,8 (0,2–0,5)	Kein Anstieg	Keine Aussage

- Insulinspiegel bei gestörter hepatischer Insulin-Clearance nicht sinnvoll
- Zur Abgrenzung eines Typ-1-DM Bestimmung von GAD-AK und IA-2 AK → S. 10

5.1.3   Therapeutische Probleme

- Orale Antidiabetika meistens ungeeignet (Insulinmangel)
- Oft Hypoglykämieneigung (Zerstörung der Alphazellen)
- Häufig verminderte hepatische Glukoneogenese bei begleitendem Leberparenchymschaden und oft fortbestehendem Alkoholkonsum
- Evtl. Polyneuropathie bei Alkoholabusus; Gegenregulation erfolgt nicht/kaum über Glukagon, sondern über Katecholamine

⇒ Ketoazidotische Entgleisung weniger häufig als bei Typ-1-DM.

Bedenken der Gesamtprognose sowie der Lebensgewohnheiten:
- 80% der Patienten mit chronischer Pankreatitis sterben aufgrund kardiovaskulärer Probleme und Tumorerkrankungen.
- 10% der Todesursachen sind diabetesbedingt und auf Probleme mit der Diabetestherapie und Hypoglykämie zurückzuführen.
- Laut Literatur können 50% der Patienten diätetisch behandelt werden.
- Studien zu oralen Antidiabetika liegen nicht vor.

Oberstes Therapieziel ist die Vermeidung der Hypoglykämie.

Intensivierte Therapie bei vorhandener Compliance optimal (s. Therapie Typ-1-DM → S. 37), evtl. Insulinpumpentherapie
- Diese Optionen kommen v.a. bei Patienten mit Mukoviszidose, Z.n. Whipple-Op – also bei Patienten mit guter Compliance – in Frage.
- Bei Alkoholpatienten kann dieses Schema versucht werden. Es scheitert oft an der Mitarbeit.
- Hier kann eine Insulintherapie nach festem Schema (Normalinsulin zum Essen und ggf. Verzögerungsinsulin) versucht werden.
- Sonst wird eine Mischinsulintherapie eine einigermaßen zufriedenstellende Lösung sein.
- Blutglukosezielwerte > 120 mg/dl.

5.2 Steroidinduzierter Diabetes mellitus

- Kontrainsuläre Wirkung des Kortisons bewirkt erhöhte Blutglukosewerte.
- Oft betrifft dies Patienten mit einer vorbestehenden pathologischen Glukosetoleranz oder nicht diagnostiziertem Typ-2-DM.

Die Besonderheit ist, dass die Nüchternwerte meistens im Normbereich liegen und
die Blutglukose erst gegen Mittag und am Nachmittag entgleist.

5.2.1 Therapie

- Insulinotrope Antidiabetika (Sulfonylharnstoffe, Glinide):
  - Möglich, solange Glukosewerte postprandial < 180–200 mg/dl bleiben
  - Bei erhöhten Nüchternwerten zusätzlich langwirksames Insulin
- Insulin, wenn:
  - Kortisontherapie länger nötig ist
  - Kontraindikationen gegen OAD bestehen
  - Blutglukosewerte postprandial länger über 180–200 mg/dl sind

Die Therapie kann mit einer SIT (→ S. 48) sehr flexibel gestaltet werden.
Die Verteilung der Dosis ist oft zugunsten der Mittagsdosis verschoben.
Dies muss individuell ausgetestet werden.

6. Perioperative und intensivmedizinische Diabetestherapie

Prinzipiell gilt:
Diabeteseinstellung muss perioperativ und auf der Intensivstation optimal (< 140 mg/dl) sein.

6.1 Kurzdauernde Eingriffe

	Patienten mit • Typ-1-DM • Typ-2-DM mit Insulin behandelt	Patienten mit Typ-2-DM mit Diät/OAD
Präoperativ	Am Vortag: Insulin wie üblich	Metformin 48 Stunden vor OP absetzen. Alle anderen OAD nach der letzten Mahlzeit absetzen
Am OP-Tag	Bisherige Basalinsulintherapie fortsetzen oder 25% des Gesamt-tagesinsulinbedarfs morgens als NPH-Insulin s.c.	---
Auf Station	7.00 Uhr Blutglukosekontrolle, Normalinsulin nach Korrektur-schema s.c.	7.00 Uhr Blutglukosekontrolle, Normalinsulin nach Korrektur-schema s.c.
Im OP oder auf Station	Blutglukosekontrollen und jeweils Normalinsulin nach Korrektur-schema s.c./i.v.: 10.00; 13.00; 17.00 Uhr	Blutglukosekontrollen und jeweils Normalinsulin nach Korrektur-schema s.c./i.v.: 10.00; 13.00; 17.00 Uhr
Wenn abends keine Nahrungs-aufnahme möglich ist	Basalinsulintherapie fortsetzen. Blutglukosekontrollen und jeweils Normalinsulin nach Korrektursche-ma s.c./i.v.: 22.00, 3.00 Uhr Am Folgetag häusliche Therapie wieder aufnehmen	Blutglukosekontrollen und jeweils Normalinsulin nach Korrektursche-ma s.c./i.v.: 22.00, 3.00 Uhr. Am Folgetag häusliche Therapie wieder aufnehmen
Wenn abends Nahrungsaufnahme möglich ist	Häusliche Therapie wieder aufnehmen	Häusliche Therapie wieder aufneh-men. Metformin erst 48 Stunden nach OP wieder beginnen

Blutglukosemessung während des Eingriffs stündlich, anschließend alle 2-4 h.

Blutglukose (mg/dl)	Normalinsulin, am Tag	Normalinsulin 22:00, 3:00 Uhr
< 130	0	0
131–160	2	0
161–190	3	2
191–220	4	3
221–250	5	4
251–280	6	5
281–310	8	6
311–340	10	7
> 340	12	8

- Zur ersten Post-OP-Mahlzeit Wiederaufnahme der Insulintherapie oder Einnahme oraler Antidiabetika außer Metformin oder Acarbose bei Darmeingriffen
- Keine Nahrung am Abend des OP-Tages mehr möglich: Verzögerungsinsulin wie üblich verabreichen, evtl. Glukose 5% mit 50–100 ml/h laufen lassen
- Blut-Kontrollen um 22.00 und 3.00 Uhr und Korrektur nach Schema
- Bei Pat. mit Typ-1- oder pankreoprivem Diabetes: Urinazeton/BGA-Kontrolle (Ketoazidosegefahr)

6.2   Lang dauernde Eingriffe

- Im Prinzip wie oben
- Perioperativ stündliche Blutglukosekontrollen und Insulingabe über Perfusor (50 IE/50 ml NaCl 0,9%)
- Postoperativ Blutglukose alle 2–4 h kontrollieren und Korrektur nach Schema oder mit Perfusor (auf Intensivstation)
- Bei Patienten mit Typ-1- oder pankreoprivem Diabetes: Urinaceton/BGA-Kontrolle (Ketoazidosegefahr)
- Normnahe Einstellung anstreben
- Glukose 5% begleitend i.v.
- Wiederaufnahme der s.c.-Insulingabe mit der ersten postoperativen Mahlzeit
- Orale Antidiabetika erst bei stabilem Zustand und geregelter Nahrungsaufnahme

6.3   Therapieführung auf der Intensivstation

Die optimale Insulintherapie bei Diabetespatienten auf der Intensivstation wird gegenwärtig intensiv und zum Teil kontrovers diskutiert. Wir schlagen in diesem Kapitel anwendbare Protokolle vor, die sich in unserer täglichen Arbeit bewährt haben.

6.3.1   Bei parenteraler Ernährung

- Normnahe Blutglukoseeinstellung
- Intervention mit Insulin ab Werten > 140 mg/dl (7,8 mmol/l) über Perfusor (s. Yale Protokoll)
- Glukosezufuhr i.v. begleitend zum Insulinperfusor
- Enterale Nahrungsgabe so früh wie möglich beginnen
- Bei stabilem AZ und oraler Nahrungsaufnahme Umstellung auf s.c.-Insulin möglich (kurzzeitige Überlappung von Perfusorinsulin und s.c.-Insulin wichtig)
- In der Regel keine oralen Antidiabetika auf Intensivstation
- Bei Patienten mit Typ-1- oder pankreoprivem Diabetes: Urinaceton/BGA-Kontrolle (Ketoazidosegefahr)

Yale Protokoll (mod. n. Diab. Care 2009; 32 und 2004; 27:461-467)

Anwendung:

Bei wem?
- Lebensbedrohlich Erkrankte auf der Intensivstation mit Hyperglykämie
- Nicht bei hyperosmolarem Koma oder bei diabetischer Ketoazidose oder bei Blutglukose (BG) > 500 mg/dl
- Nicht anwendbar bei Patienten, die orale Kost aufnehmen

Füllung des Insulinperfusors: 1 IE/ml Normalinsulin, z.B. 50 IE Actrapid ad 50 ml NaCl 0,9%

Blutglukose Zielwerte:

- Zielwert: **140 – 180 md/dl**
- Beginne Insulin: BZ > 180 mg/dl
- Niedrigere Zielwerte können im Einzelfall sinnvoll sein

Zu niedrig	In einzelnen Pat.	Zielwert	Zu hoch
< 110 md/dl	110 – 140 mg/dl	**140 – 180 mg/dl**	> 180 mg/dl

Durchführung:

Beginn mit BG:100 = IE/Stunde

Benötigt werden drei Werte:
• Aktuelle Blutglukose (BG)
• Blutglukosewert vor einer Stunde, Differenz zum aktuellen BG-Wert
• Perfusorinfusionsrate
1. Bei BZ < 75 mg/dl Anweisung aus Tabelle 1 (s.u.) folgen. Bei BZ >74 mg/dl siehe Punkte 2-5.
2. In Tabelle 2 (s.u.) in oberster Zeile die aktuelle Blutglukose (BG) bestimmen
3. In der Spalte darunter die Änderung des Blutglukosewertes der letzten Stunde bestimmen
4. In der rechten Spalte nach der Änderung der Perfusorinfusionsrate schauen
5. In Tabelle 3 (s.u.) die Perfusorinfusionsrate abhängig von der aktuellen Laufrate bestimmen

Tabelle 1: Aktuelle Blutglukose < 75 mg/dl

BZ in mg/dl	Massnahmen
< 50	STOPP Insulinperfusor, 60 ml Glukose 40% (24 g) i.v. BZ-Kontrolle nach 15 Minuten. Bei BZ > 100 mg nach 1 Stunde erneuter Start des Insulinperfusors, sonst mit 50% der vorher gelaufenen Infusionsrate
50 – 74	STOPP Insulinperfusor, 30 ml Glukose 40% (12 g) i.v. BZ-Kontrolle nach 15 Minuten. Bei BZ > 100 mg nach 1 Stunde erneuter Start des Insulinperfusors, sonst mit 25% der vorher gelaufenen Infusionsrate

Kontrollintervalle:

Stündlich bis 3 x im Zielbereich → dann alle 2 h bis BG über 12 h stabil → dann alle 4 h

Tabelle 2: Aktuelle Blutglukose ≥ 75 mg/dl

Aktuelle BG < 100 mg/dl	Aktuelle BG 100–140 mg/dl	Aktuelle BG 140–180 mg/dl	Aktuelle BG > 180 mg mg/dl	Perfusor-Einstellung
			BG ↑ um > 50 mg/dl/h	↑ Infusion um "2Δ"
		BG ↑ um 1 – 25 mg/dl/h	BG ↑ um 0 – 50 mg/dl/h	↑ Infusion um "Δ"
	BG ↑	BG +/- 25 mg/dl/h	BG ↓ um 0 – 50 mg/dl/h	Keine Änderung
BG ↑	BG ↓ um 1-25 mg/dl/h	BG ↓ um 25 - 50 mg/dl/h	BG ↓ um 50 - 75 mg/dl/h	↓ Infusion um "Δ"
BG ↓ um 1-25 mg/dl/h	BG ↓ um > 25 mg/dl/h	BG ↓ um > 50 mg/dl/h	BG ↓ um > 75 mg/dl/h	30 Min. Stopp, dann ↓ Infusion um "2Δ"

Tabelle 3: Änderung der Perfusor-Infusionsrate

Perfusor-Infusionsrate (iE/Std)	Δ = Änderung Infusionsrate (iE/Std)	2Δ = 2x Änderung Infusionsrate (iE/Std)
< 3,0	0,5	1
3,0–6,0	1	2
6,5–9,5	1,5	3
10–14,5	2	4
15–19,5	3	6
20–24,5	4	8
≥ 25	≥ 5	10 (Info an Arzt)

6.3.2 Bei enteraler Ernährung

- Über Sonden ernährte Patienten mit Insulinperfusor therapieren
- Bei oraler Nahrungsaufnahme ⇒ Umstellung auf s.c.-Gabe möglich

Umstellungsempfehlung Perfusor – subkutan-Gabe

- Über 24 h gegebene Perfusorinsulinmenge durch 6 teilen.
- Im Verhältnis 3 : 1 : 2 auf Früh – Mittag – Abend verteilen.
- Falls Basalinsulin nötig: ca. 1/3 der Gesamtmenge um 22.00 Uhr als NPH-Insulin geben.

7   Therapie bei Begleiterkrankungen

Problem

Viele Patienten mit Typ-2-DM leiden an Begleiterkrankungen. Vor Beginn einer antidiabetischen Therapie sollte daher die Funktion von Herz, Niere und Leber geklärt sein.

7.1   Herzinsuffizienz

7.1.1   Klassifikation der Herzinsuffizienz nach NYHA

- NYHA I: Messbare Zeichen der Herzinsuffizienz, klinisch inapparent
- NYHA II: Klinisch leichte Insuffizienz (> 2 Etagen Treppensteigen möglich)
- NYHA III: Klinisch schwere Insuffizienz (< 2 Etagen Treppensteigen möglich)
- NYHA IV: Ruhedyspnoe

7.1.2   Mögliche Medikamente

- NYHA I-II: Sulfonylharnstoffe, Glinide, Alpha-Glukosidase-Hemmer, Metformin, DPP-4-Inhibitoren, Inkretinmimetika
- NYHA III-IV: Sulfonylharnstoffe, Glinide, Alpha-Glukosidase-Hemmer, DPP-4-Inhibitoren, Inkretinmimetika

Jederzeit möglich: Insulin

7.2   Niereninsuffizienz

7.2.1   Klassifikation der Niereninsuffizienz (→ S. 31)

7.2.2   Medikamentöse Therapie bei eingeschränkter Nierenfunktion

- Clearance > 60 ml/min ⇒ keine Einschränkung der medikamentösen Therapie
- Clearance < 60 > 30 ml/min ⇒ Sulfonylharnstoffderivate (engmaschige Kontrollen, vorsichtige Dosierung), Glinide, Glitazone, Alpha-Glukosidase-Hemmer, DPP-4-Inhibitor (> 50 ml/min), Inkretinmimetika (vorsichtige Dosierung).
- Clearance < 30 > 15 ml/min ⇒ Pioglitazon, Rosiglitazon, Repaglinid unter vorsichtiger Dosisanpassung
- Terminale Niereninsuffizienz und Dialyse ⇒ Insulin

Insulin

Bei zunehmender Nierenfunktionseinschränkung muss häufig die Dosis korrigiert werden. Vor Dialyse Insulindosis um 20–30% reduzieren, Dialysat sollte 100 mg/dl Glukose enthalten.

7.3 Leberfunktionsstörung

7.3.1 Klassifikation der Leberfunktionsstörung

- Bestimmung der Transaminasen [GOT(AST), GPT(ALT)]
- Child-Pugh

Child-Pugh-Score			
	A = 1 Punkt	B = 2 Punkte	C = 3 Punkte
Albumin g/l	> 35	28–35	< 28
Bilirubin µM	< 35	35–50	> 50
Quick (%)	> 70	40–70	< 40
Aszites	Keiner	Kontrolliert	Gespannt
Enzephalopathie	Keine	Grad 1–2	Grad 3–4

Punktezahl	Leberfunktion
Bis 6 Punkte	Gute Leberfunktion
7–9 Punkte	mäßige Leberfunktion
> 9 Punkte	Geringe Leberfunktion

7.3.2 Leberinsuffizienz

- Leichte Funktionseinschränkung (Child-Pugh 5–6): Keine Einschränkung der Therapie
- Mittelschwere und schwere Funktionseinschränkung (Child-Pugh 7–9, > 9): Insulin zu bevorzugen.

7.3.3 Transaminasenerhöhung/Fettleber

Transaminasen < 2,5-fach der Norm: keine Einschränkung der Therapie

Insulin: jederzeit möglich

8   Therapie chronischer Komplikationen

8.1   Kardiovaskuläre Komplikationen

- **Koronare Herzerkrankung**
  - ASS 100 mg, ACE-Hemmer, Statin, Betablocker
  - Bei Ischämie Entscheidung des Kardiologien bzgl. Koronarangiographie und PTCA + Stentimplantation/Bypassoperation

- **Herzinsuffizienz**
  - ACE-Hemmer, Betablocker, bei schwerer Herzinsuffizienz ggf. zusätzlich AT1-Blocker und Aldosteronantagonist, ASS 100 mg bei ischämischer Kardiomyopathie. Entscheidung des Kardiologen bzgl. biventrikulären Schrittmachers oder ggf. Transplantation.

- **PAVK**
  - ASS 100 mg, ACE-Hemmer, Statin (und Betablocker, weil KHK angenommen wird)
  - Interventionelle oder operative Revaskularisation bei kritischer Ischämie mit Ulcus und/oder Ruheschmerz.

8.2 Neuropathie

8.2.1 Sensomotorische Neuropathie

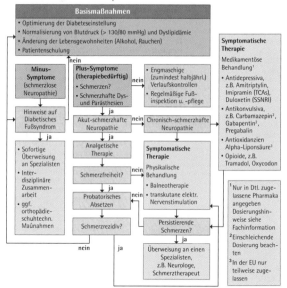

(Haslbeck et al., Diabet. Neuropathie, Diabetologie 2007; 2 Suppl2:S150–156)

- Medikamentöse Behandlung:
  - **Antikonvulsiva:** Pregabalin, Gabapentin, Carbamazepin, Oxcarbazepin
  - **Trizyklische Antidepressiva:** Amitryptilin, Desipramin, Imipramin, Clomipramin
  - **Serotonin-Noradrenalin-Reuptake-Hemmer:** Duloxetin, Citalopram, Paroxetin
  - **Sonstige:** Tramadol, Capsaicin 0,075%
- Ergänzend: evtl. Balneotherapie, Transkutane elektrische Nervenstimulation (TENS), elektrische Rückenmarkstimulation, Akupunktur

8.2.2 Autonome Neuropathie

Klinisch wichtige Manifestationen, zugeordnete Diagnostik und spezielle Therapie der autonomen diabetischen Neuropathie

Organmanifestation und Klinik	Untersuchungsmethoden	Therapie
Kardiovaskuläres System		
• Ruhetachykardie (Frequenz > 100 /min) • Reduzierte Herzfrequenzvariation • Belastungsintoleranz • Perioperative Instabilität • Orthostatische Hypotonie • Verminderte bzw. fehlende Wahrnehmung von Myokardischämien	**Tests der Herzfrequenzvariation** • Exspirations-/Inspirationsquotient unter tiefer Respiration • Max/Min 30 : 15-Quotient • Valsalva-Quotient (Valsalva-Manöver) • Orthostase-Test, Kipptischtest → S. 25	**Kardiovaskuläre Neuropathie** • Im Allgemeinen keine spezielle Behandlung notwendig (wichtig: Diagnose und Therapie koronarer Herzkrankheit und Herzinsuffizienz) • Bei Tachykardie: Betarezeptorenblocker **Orthostasesyndrom** • Allgemeine Maßnahmen: liberalisierte Kochsalzzufuhr, körperliches Training, Kompressionsstrümpfe, Beachtung hypoton wirkender Pharmaka • Fludrokortison (Beginn mit niedriger Dosis, Beachtung von Nebenwirkungen) • Blutdrucksteigernd wirksame Medikamente mit kurzer Halbwertszeit (z.B. Midodrin)
Gastrointestinales System		
• Diabetische Gastropathie (dyspeptische Symptome, postprandiale Hypoglykämie) • Diabetische Cholezystopathie • Diabetische Diarrhö • Diabetische Obstipation (Hypomotilität des Kolons) • Anorektale Dysfunktion (Stuhlinkontinenz)	• Magenentleerung (Szintigrafie, Sonografie) • $_{13}$C-Oktanoat-Atemtest • Gastrokolische Transitzeit (Röntgen, H_2-Exhalationstest, Szintigrafie)	**Gastroparese (Gastropathie):** • Pharmakotherapie: Metoclopramid, Domperidon, evtl. Erythromycin • Ernährungssonde, Jejunostomie • Gastrale Elektrostimulation **Diarrhoe** • Loperamid • Antibiotika (z.B. Metronidazol, Gyrasehemmer, Doxicyclin) • Clonidin • Andere Substanzen: Pankreasenzyme, Colestyramin, Kaolin und Pektin

Organmanifestation und Klinik	Untersuchungs- methoden	Therapie
Gastrointestinales System		
	• Ösophagogastrointestinale Manometrie • Gallenblasenkontraktion (Sonografie) • Kolon-Transitzeit mit röntgendichten Markern (Hinton-Test) • Anorektale Manometrie	**Obstipation** • Reichlich Flüssigkeit, Ballaststoffe, Bewegung • Laktulose, Magnesiumsulfat, Natriumsulfat • Motilitäts- und sekretionswirksame Laxanzien (Bisacodyl, Antrachinone) • Macrogol, Plantago ovata (Samenschalen) **Stuhlinkontinenz** • Antidiarrhoika • Biofeedback-Techniken
Urogenitales System		
• Diabetische Zystopathie (Blasenentleerungsstörung) • Erektile Dysfunktion • Sexualstörungen der Frau	• Maximales Nacht-Morgen-Urinvolumen, Bestimmung des Restharns • Sonografie • Urologische Funktionstests • Standardisierter Fragebogen zur sexuellen Gesundheit beim Mann (IIEF-5)	**Diabetische Zystopathie** • Selbstkatheterisation • Parasympathikomimetika • Diagnose und Therapie einer Prostatahyperplasie, konservative (z.B. Alpharezeptorenblocker) oder operative urologische Maßnahmen • Ggf. antibiotische Therapie **Erektile Dysfunktion** • Vermeidung medikamentöser Nebenwirkungen (bedingt durch Antihypertonika, Tranquilizer, Antidepressiva) • 5-Phosphodiesterase-Hemmer (Sildenafil, Tadalafil, Vardenafil) • Erektionshilfesystem (Vakuumpumpe) • Schwellkörper-Autoinjektionstherapie (SKAT) • Schwellkörperimplantat

Organmanifestation und Klinik	Untersuchungsmethoden	Therapie
Neuroendokrines System (endokrine Dysfunktion)		
Hypoglykämieassoziierte autonome Dysfunktion • Reduktion bzw. Fehlen der hormonellen Gegenregulation • Gestörte Hypoglykämiewahrnehmung • Erhöhte Glukoseschwelle für Hypoglykämiesymptome bei Blutglukoseabfall • Verminderte Katecholaminsekretion im Stehen und unter körperlicher Belastung	• Engmaschige Blutglukosekontrollen (insbesondere Selbstkontrollen) • Besonders auch nachts	• Vermeiden von symptomatischen und asymptomatischen (oftmals nächtlichen) Hypoglykämien • Hypoglykämie-Wahrnehmungstraining (BGAT)
Sudomotorik und Vasomotorik		
• Dyshidrose, Anhidrose („trockene Füße") • Gustatorisches Schwitzen	• Schweißtests: fett- oder harnstoffhaltige Externa	• Vermeidung starker Hitzeexposition • Prophylaxe bei identifizierter Ursache des Schwitzens (Nahrungsbestandteile) • Anticholinergika, Clonidin (niedrige Dosis) • Bei fokaler Hyperhidrose Versuch mit Botulinumtoxin
Trophik		
• Hyperkeratosen, Rhagaden • Neuropathisches Ulkus • Neuroosteopathie und Neuroosteoarthropathie (Charcot-Fuß)	• Fußinspektion • Klinisch-neurologische und angiologische Untersuchung • Röntgen, ggf. CT bzw. NMR • Pedografie (zur Qualitätskontrolle orthopädieschuhtechnische Maßnahmen und optional zur Testung der Druckbelastung unter den Fußsohlen)	• Fußpflege (Schulung) • Druckentlastung (z.B. Einlagen und Schuhversorgung) • Infektionsbekämpfung • Lokale chirurgische Maßnahmen • Konservative oder operative Therapie einer arteriellen Verschlusskrankheit
• Neuropathisches Ödem	• Klinische Untersuchung	• Milde Kompression (Klasse I) und • Lymphdrainage

Organmanifestation und Klinik	Untersuchungs- methoden	Therapie
Pupillomotorisches System		
• Miosis • Gestörte Pupillenreflexe • Verminderte Dunkeladaption	• Klin. Untersuchung • Infratropupillometrie (Mydriasegeschwin- digkeit, Latenzzeit des Pupillenreflexes)	• Hinweis an den Pat. auf verminderte Dunkeladaption u. Gefährdung bei Nachtblindheit • Glaukomgefährdung (Kontrolle des Augendrucks)
Respiratorisches System		

• Zentrale Fehlregulation der Atmung mit herabgesetztem Atemantrieb gegenüber:
   - Hyperkapnie bzw. Hyoxämie
   - Fragliche Schlafapnoe
   - Atemstillstand
	• Ggf. Schlaflabor	

8.2.3 Therapie bei Magenmotilitätsstörungen

• Kein Spritz-Ess-Abstand
• Kleine Mahlzeiten mit höherem Anteil flüssiger KH und geringem Fettanteil
Ösophagus: Die Refluxösophagitis wird konservativ medikamentös mit Protonen-pumpeninhibitoren behandelt.
Gastroparese
Eine Therapie sollte unter Beachtung der Differentialdiagnosen erfolgen.
Beseitigung von Stoffwechselentgleisungen (Ketoazidose, Urämie), Ausschluss von Nebenwirkungen einer begleitenden Pharmakotherapie.
• **Akute Phase:** Dekomprimierung durch Drainage des Mageninhalts über Sonde; Erythromycin (3 mg/kg KG i.v.): Tachyphylaxie nach 5–7 Tagen
• **Leichtere Fälle:** Metoclopramid u./o. Domperidon; prokinetische Monotherapie oft nicht ausreichend; bei starker Nausea: Antiemetika vom Ondansetron-Typ
• **Schwere Fälle:** Perkutane endoskopische Jejunostomie; Magenschrittmacher

8.2.4 Diabetische Obstipation

• Reichlich Flüssigkeit sowie faserreiche Kost bis zu 20–30 g/d
• Ballaststoffe mit guter Wasserbindung (Weizenkleie, Leinsamen)
• Osmotisch wirksame Laxanzien: Laktulose, Makrogol (z.B. Movicol bis zu 3 x 1 Btl./d), ggf. mit Klysmen und Einläufen
• Motilitäts- und sekretionswirksame Laxanzien (Bisacodyl, Antrachinone, Salinische Abführmittel); Bisacodyl und antrachinonhaltige Substanzen nur intermittierend einsetzen (Elektrolytverluste und Therapieresistenz)
• Bei Gastroparese flüssige Quellmittel vorziehen
• Bei abnormal verlängerter Kolontransitzeit kurzfristiger Einsatz von Gleitmitteln (Glycerin)
• Versuch mit Prokinetika: Metoclopramid, Domperidon

8.2.5 Diarrhoe

Behandlung der zugrunde liegenden Ursache	
Bakterielle Überwucherung	Metronidazol und Doxyzyklin im Wechsel
Chologene Diarrhoe	Colestyramin (bis zu 16 g/d)
Exokrine Pankreasinsuffizienz	Enzymsubstitution
Diabetogene Diarrhoe	Clonidin (0,1–0,6 mg 2 x tgl. p.o.) oder Verapamil (2 x 40 mg p.o.) oder Octreotide (50–75 µg 2 x tgl. s.c.)
Unklare Pathogenese der Diarrhoe	Loperamid bis 3 x 2 mg

Anorektale Funktionsstörungen (diabetische Inkontinenz)
In 50% begleitend nächtliche Diarrhoe.

Therapie
Antidiarrhoika, z.B. Loperamid, um Compliance des Rektums und die Analsphincter-verschlusskraft zu verbessern. Im weiteren Biofeedback-Therapie.

8.3 Diabetischer Fuß

• Stoffwechseloptimierung
• Infektkontrolle durch systemische Antibiotika

Schweregrad	Häufigste Keime	Mögliche Therapie
Leichte Infektion		
Ohne weitere Kompl.	Grampositive Kokken	**Oral** Z.B. Oxacillin, Flucloxacillin
Antibiotische Vorbehandlung	Grampositive Kokken und/ oder gramnegative Stäbchen	Z.B. Ciprofloxacin, Levofloxacin, Amoxicillin/Clavulansäure
Schwere Infektion		
Ohne weitere Kompl.	Grampositive Kokken u./o. gramnegative Stäbchen	**Zunächst parenteral** Piperacillin/Tazobactam; Amoxicillin/Clavulansäure; Cephalosporin Gruppe 3a, z.B. Ceftriaxon
Antibiotische Vorbehandlung	Grampositive Kokken und gramnegative Stäbchen und anaerobe Keime	Ciprofloxacin und Clinda-mycin; Cephalosporin Gruppe 3a, z.B. Ceftriaxon

Schweregrad	Häufigste Keime	Mögliche Therapie
Lebensbedrohlich		
MRSA* unwahrscheinlich	Grampositive Kokken und gramnegative Stäbchen und anaerobe Keime	**Verlängert parenteral** Carbapenem; Clindamycin + Aminoglykosid
MRSA* wahrscheinlich		Glykopeptid oder Linezolid u. Cephalosporin Gruppe 3a z.B. Ceftriaxon oder Ciprofloxacin u. Metronidazol

Antibiotische Behandlung von <u>MRSA</u>*-Infektionen beim Diabetischen Fußsyndrom

1. Isolierung
2. Bei leichten Wundinfektionen und oberflächlichen Wunden zunächst lokale moderne Wundauflagen mit bakterizider Wirkung
3. MRSA*-spezifische antibiotische Therapie
   - Primär nur bei schwerer Weichteil- oder Knocheninfektion
   - Bei Nichtansprechen/Progress unter empirischer Therapie
4. Bei Cotrimoxazol-sensiblem MRSA* immer zunächst Cotrimoxazol in Kombination mit Rifampicin
5. Indikation für Vancomycin oder Linezolid bei Cotrimoxazol-resistentem MRSA*
6. Immer zusätzlich Kombination mit einem ausreichend im gramnegativen Bereich wirksamen Antibiotikum
7. Keine Monotherapie von Vancomycin und Rifampicin
8. Linezolid (Zyvoxid®), Tigecyclin (Tygacil®) und Daptomycin (Cubicin®) sind Reserveantibiotika
9. Stets zusätzliche dekolonisierende Wundtherapie durchführen
10. Lokale dekolonisierende Therapie (z.B. Lavasept®, Sanalind®HKD oder Octenisept®-Lösung) bei MRSA* sinnvoll

*Methicillin-resistenter Staphylococcus aureus

Immer: Revaskularisation **vor** Debridement/Amputation bei Gefäßkrankheiten.

- Debridement avitaler Gewebeanteile
- Druckentlastung
  - Schwierige Aufgabe bei bestehender Neuropathie mit Anästhesie (Leibesinsel-schwund), deshalb treten die Patienten trotz Aufklärung auf ihre Wunden
    Cave: kann Aggression und sadistisches Ausagieren durch die Therapeuten auslösen.
  - Bretter am Bettende entfernen
  - Frühzeitig Total Contact Cast (TCC) oder VacuPad
- Feuchte Wundbehandlung (bei ischämischen Wunden trockene Wundbehandlung bis zur Revaskularisierung)
- Schuhversorgung, ggf. Amputation, so wenig wie möglich, sog. Grenzzonen-amputation

→ Praxisleitlinie "Diabetisches Fusssyndrom" auf http://www.deutsche-diabetes-gesellschaft.de
Frühzeitig Kontakt mit spezialisierter Fußbehandlungseinrichtung aufnehmen (www.ag-fuss-ddg.de).

8.4   Augen (Retino-/Makulopathie)

- Optimierte Blutglukoseeinstellung
- Blutdrucknormalisierung (→ S. 75) ASS 100 mg/d
- Evtl. Laserkoagulation (s. Tab.)

Stadium	Ophthalmologischer Befund	Ophthalmologische Therapie
Nichtproliferative diabetische Retinopathie		
Milde Form	Mikroaneurysmen	Keine Laserkoagulation
Mäßige Form	Zusätzlich einzelne intraretinale Blutungen, perlschnurartige Venen (venöse Kaliberschwan-kungen)	Keine Laserkoagulation
Schwere Form	"4-2-1-Regel"> 20 einzelne Mikroaneurysmen, intraretinale Blutungen in 4 Quadranten oder perlschnurartige Venen in 2 Quadranten oder intraretinale mikrovaskuläre Anomalien (IRMA) in 1 Quadranten	Laserkoagulation nur bei Risikopatienten

Stadium	Ophthalmologischer Befund	Ophthalmologische Therapie
Proliferative diabetische Retinopathie		
	Papillenproliferation, papillenferne Proliferation	Laserkoagulation
	Glaskörperblutung, Netzhautablösung	Laserkoagulation, wenn möglich, sonst evtl. Vitrektomie
Diabetische Makulopathie		
Fokales Makulaödem	Punkt-/fleckförmige Zone(n) von Ödem, harten Exsudaten oder intraretinalen Blutungen am hinteren Pol	Keine Laserkoagulation
	Wie oben, jedoch makulanah, visusbedrohende Sonderform = klinisch signifikantes Makulaödem	Gezielte Laserkoagulation
Diffuses Makulaödem	Ausgedehntes Ödem der Makula und darüber hinaus mit harten Exsudaten und intraretinalen Blutungen	Nur in Ausnahmefällen gitterförmige Laserkoagulation
Ischämische Makulopathie	Diagnose durch Fluoreszenzangiografie: Untergang des perifoveolaren Kapillarnetzes	Keine Therapie möglich

Adaptiert nach: http://www.deutsche-diabetes-gesellschaft.de/redaktion/mitteilungen/ leitlinien/PL_DDG2007_Retinopathie

8.5   Niere

- Normalisierung des Blutdrucks (Ziel nach Stadium der Nephropathie: isolierte Mikroalbuminurie < 130/80 mmHg; unter Proteinurie > 1 g oder eingeschränkter Nierenfunktion (GFR < 60 ml/min) < 120/80 mmHg) unter Einbeziehung eines ACE-Hemmers und/oder eines AT-1-Blockers
- Nikotinentwöhnung
- Normnahe Stoffwechselführung
- Behandlung einer renalen Anämie durch Erythropoetin (z.B. Aranesp, Epoetin alfa, Epoetin beta)
- ASS 100 mg 1 x 1, Statingabe mit Ziel-LDL-Cholesterin < 100 mg/dl (2,7 mmol/l)
- Bei Entlassung nephrologische Mitbetreuung empfehlen

Unbedingt zu beachten:
- Röntgenkontrastmittel (KM) meiden
- Nichtsteroidale Antirheumatika meiden
- Antibiotische Therapie von Harnwegsinfekten
- Medikamente an Nierenfunktion anpassen

Was tun bei Notwendigkeit von Röntgenkontrastmittel und vorliegender Niereninsuffizienz?
- Bei allen Patienten mit D.m. ist davon auszugehen, dass es sich um Risikopatienten und potentiell Pat. mit Niereninsuffizienz handelt
- Grundsätzlich muss kontrastmittelsparend gearbeitet werden, ggf. CO_2-Angiografie im Becken-Bein-Bereich
- Die maximale KM-Grenze ist 140 ml.
- Die Bestimmung des Kreatininwerts reicht besonders bei älteren Patienten nicht aus:
  - Bei einer GFR von < 60 ml/min immer Flüssigkeit + ACC (600 mg) am Tag vor und am Tag der Angiografie.
  - Bei einer GFR < 40 ml/min Kontakt zum Nephrologen aufnehmen.

9   Therapie der Begleiterkrankungen

Jeder Patient mit Diabetes mellitus muss hinsichtlich seiner Begleiterkrankungen therapiert werden

1. Thrombozytenüberfunktion
2. Hypertonie
3. Dyslipidämie
4. Nikotinabusus

9.1   Therapie der Thrombozytenüberfunktion

Aspirinbehandlung 100 mg 1 x tgl. wird bei Patienten mit Diabetes und folgenden Risiken empfohlen:
- Bei allen Patienten zur Sekundärprävention (also mit KHK, PAVK, Z.n. zerebralem Insult)
- Bei Patienten mit Typ-2-DM zur Primärprävention bei einem der unten genannten Risikofaktoren

Risikofaktoren
- Familiäre Vorgeschichte kardiovaskulärer Erkrankungen
- Zigarettenrauchen
- Hypertonie
- Übergewicht
- Albuminurie
- Alter > 40 Jahre
- Erhöhte Blutfettwerte

9.2   Therapie der arteriellen Hypertonie

Problem

Rund 2/3 aller Patienten mit Diabetes mellitus leiden an essentieller Hypertonie. Das kardiovaskuläre Risiko steigt drastisch bei Diabetes und Hypertonie.

Therapieziel

Diabetiker mit essentieller Hypertonie	≤ 140/85 mmHg*
Bei guter Verträglichkeit des RR von 140/85 mmHg	≤ 130/80 mmHg*
Diabetiker mit Mikroalbuminurie	≤ 130/80 mmHg*
und/oder manifester Nephropathie	≤ 120/80 mmHg*

*In der 24-h-Blutdruckmessung fallen die Ergebnisse im Durchschnitt systolisch mit 10, diastolisch mit 5 mm Hg niedriger aus.

9.2.1   Allgemeinmaßnahmen

- Gewichtsreduktion bei Übergewicht
- Vermehrte körperliche Aktivität (z.B. 3–5 x pro Woche 1/2 Stunde wandern, Rad fahren, schwimmen etc.)
- Reduktion der Kochsalzaufnahme auf 5–6 g/d
- Verzicht auf Nikotin
- Reduktion des Alkoholkonsums (< 30 g/d, etwa 1 Glas Bier oder Wein/d)

9.2.2   Medikamentöse Therapie

⇒ **Das Erreichen des Blutdrucktherapieziels ist entscheidend!!!**

Beginn mit Monotherapie

Medikamente 1. Wahl

- ACE-Hemmer → S. 100
- AT1-Rezeptorblocker → S. 103
- Betablocker → S. 105
- Thiaziddiuretika → S. 110 ff.

Medikamente 2. Wahl:

- Alphablocker
- Schleifendiuretika → S. 110
- Kalziumantagonisten → S. 107 ff.
- Zentral wirksame Alpha-2-Rezeptor-Agonisten
- Aliskiren → S. 103

Reservemedikamente:

- Direkte Vasodilatatoren (Minoxidil, Dihydralazin)

Wenn Blutdruck persistierend hoch, dann Kombinationstherapie (früh beginnen):

- ACE-Hemmer + Thiazid → S. 102
- ACE-Hemmer + Thiazid + Betablocker
- ACE-Hemmer + Thiaziddiuretikum+Betablocker + AT1-Blocker
- ACE-Hemmer + Thiaziddiuretikum+Betablocker + AT1-Blocker + Medikament 2. Wahl

Cave: Betablocker nicht mit Verapamil oder Diltiazem kombinieren!
Alphablocker erst ab Dreifachkombination einsetzen.

9.2.3   Welches Antihypertonikum bei welcher Begleitkrankheit?

Begleiterkrankung	Antihypertonikum
Linksventrikuläre Hypertrophie	AT1-Blocker primär
Herzinsuffizienz	ACE-Hemmer, AT1-Blocker, Betablocker, Thiazid
koronare Herzerkrankung	Betablocker, ACE-Hemmer
Asthma/COPD	Thiazid, ACE-Hemmer, AT1-Blocker, Betablocker vorsichtig unter Lungen-funktionskontrolle einsetzbar

9.3   Therapie der Dyslipoproteinämie

Typisch für Patienten mit Typ-2-DM sind erhöhte Triglyceride und vermindertes HDL-Cholesterin. Das LDL-Cholesterin ist gegenüber Gesunden meist nicht verändert. Dennoch hat aufgrund der Studienlage das LDL-Cholesterin in der Therapie die oberste Priorität.
Ziel ist ein Triglyceridspiegel < 150 mg/dl. Das Ziel für das LDL-Cholesterin sollte an die Begleiterkrankungen angepasst sein.

Risikoprofil	Hypercholesterinämie (LDL-Zielwert)	Kombinierte Hyperlipidämie (LDL- und TG-Zielwert)
Diabetes mellitus	< 130 mg/dl	LDL < 130 mg/dl TG < 150 mg/dl
+ Makro- und/oder mikrovaskulären Komplika-tionen oder weitere Risiko-faktoren wie art. Hyper-tonie oder Albuminurie	< 100 mg/dl	LDL < 100 mg/dl TG < 150 mg/dl
+ progrediente Gefäßleiden (z.B. erneutes kardiovask. Ereignis trotz Statinthera-pie und LDL < 100 mg/dl)	< 70 mg/dl	LDL < 70 mg/dl TG < 150 mg/dl

Folgende Substanzen werden eingesetzt, um das Lipidprofil zu optimieren:

- Statine → S. 114
- Gallensäurebinder → S. 114
- Cholesterinresorptionshemmer→ S. 115
- Fibrate → S. 113
- Nikotinsäurederivate → S. 115

Pharmakologische Therapie der Lipidveränderungen bei erwachsenen Diabetikern

	1. Wahl	2. Wahl	3. Wahl
LDL-Chol. ⇑	Statin	Gallensäurebinder, Cholesterinresorptionshemmer (Ezetimib), Fibrat	---
HDL-Chol. ⇓	Gewichtsreduktion, körperliche Aktivität, Rauchen einstellen	Fibrat, Nikotinsäure	---
Triglyceride ⇑	Stoffwechselkontrolle optimieren	Fibrat	Statin
Kombinierte Hyperlipidämie	Stoffwechselkontrolle optimieren und Statintherapie	Stoffwechselkontrolle optimieren und Statin und Fibrat (**Cave** s.u.!)	Stoffwechselkontrolle optimieren u. Gallensäurebinder und Fibrat oder Stoffwechselkontrolle optimieren und Statin und Nikotinsäure

Cave: Nicht alle Statine und Fibrate können frei kombiniert werden! Geeignete Kombinationspartner sind beispielsweise Pravastatin oder Fluvastatin mit Fenofibrat.

9.4   Therapie des Nikotinkonsums

- Patienten regelmäßig auf Notwendigkeit des Nikotinverzichts hinweisen
- Ggf. Beratung und Gruppentherapie
- Medikamentös: Bupropion (2 x 150 mg für 9 Wochen → S. 117) und Nikotin transdermal in absteigender Dosierung. Cave: Nikotin kann Blutglukoseschwankungen hervorrufen.
- Vareniclin (Cave: vorher psychiatrische Erkrankung klären)

9.5   Therapie der Adipositas

Es sprengt den Rahmen, die Adipositastherapie im Einzelnen aufzuführen. Für Krankenhausärzte ist Folgendes wichtig.

Eine Gewichtsreduktion ist möglicherweise nützlich, aber:
- Umstellungen des Lebensstils einschl. der Ernährungsgewohnheiten sind **NICHT** Aufgabe des Akutkrankenhauses.
- Keine permanenten Hinweise auf bestehendes Übergewicht bei Patienten, die wegen anderer Erkrankungen im Krankenhaus sind.
- Bei Wundpatienten: kalorisch ausreichende, proteinreiche Ernährung notwendig, auch bei bestehendem Übergewicht.

10 Therapie bei veränderten Lebensumständen

10.1 Therapie während Schwangerschaft und Stillzeit

10.1.1 Vorgehen bei vorher bekanntem Diabetes

Kinderwunsch	• Beratung bei Diabetologen und Gynäkologen, vor allem genetische Beratung
	• Begleitrisiken analysieren
	  - Retinopathie (Überweisung zum Augenarzt)
	  - Nephropathie (Urinalbumin, Serum-Kreatinin, GFR nach MDRD-Formel)
	  - Neuropathie (Anamnese und klinische Untersuchung)
	  - KHK (Klinik, EKG, Ergometrie, Echokardiografie)
	• 0,4–0,8 mg Folsäure/d verordnen, Beratung zu folatreicher Kost
	• Orale Antidiabetika gegen Insulin tauschen
	• Schulungsstand überprüfen, Angehörige in Glukagon-Set einweisen
	• Schilddrüsenfunktion mit TSH-Sceening
	• Jodid 200 µg/d verschreiben, Jodsalz einnehmen, Ernährungsberatung
	• Stoffwechsel optimieren (HbA$_{1c}$ < 7%) für mindest. 3 Monate
	• Hochdrucktherapie umstellen (ACE-Hemmer/AT-1-Antagonisten gegen alpha-Methyl-Dopa tauschen)
	• Lang wirksame Insulinanaloga gegen NPH-Insulin tauschen

Diagnose der Schwangerschaft	• Beratung beim Diabetologen und Gynäkologen • Information über Blutglukose-Zielwerte • Augenärztliche Untersuchung • Urinalbumin-Screening, danach am Beginn jedes Trimenons
Alle 4–8 Wochen	Blutglukose-Selbstmessgerät mit Kontroll-Lösung überprüfen
Alle 2 Wochen	Besprechung der Blutglukoseprotokolle durch Diabetologen*
8.–12. SSW	Ultraschall - Schwangerschaft prüfen
11.–14. SSW	Ultraschall - optional Nackentransparenzmessung durchführen
Ab 16. SSW	Insulindosis bei steigendem Bedarf anpassen
19.–22. SSW	Differenzierte Organdiagnostik (LEVEL DEGUM II)
20.–24. SSW	Augenärztliche Untersuchung

Ab 24. SSW	Alle 2–4 Wochen Biometrie
Ab 32. SSW	CTG-Kontrolle, individuell vorgehen
32.–36. SSW	Kontaktaufnahme mit Perinatalzentrum (mindest. LEVEL 2)
34.–36. SSW	Augenärztliche Untersuchung
36.–38. SSW	Geburtsgewicht schätzen (> 4500 g - primäre Sectio diskutieren)
Vorzeitige Wehen	Stationäre Aufnahme, Bettruhe, Tokolyse
Drohende Frühgeburt	Fetale Lungenreife-Induktion mit 2 x 12 mg Betamethason über 24 h, Insulindosis anpassen (+20–40%)
Gestationshypertonie, Präeklampsie	• Zur Prävention ASS 100 mg/d bei hohem Risiko, Hochdrucktherapie ab 160–170 mmHg syst., 100–110 mmHg diast., früher bei Symptomen (Verantwortung: Geburtsmediziner) • Adäquate Überwachung
Entbindungsklinik	Rechtzeitige Vorstellung (spätestens mit 36. SSW), bei Insulintherapie Perinatalzentrum LEVEL 2 oder LEVEL 1
Geburt	Spontangeburt wird angestrebt, bei Geburtsbeginn kein lang wirkendes Insulin mehr injizieren, Pumpe weiter verwenden (Basalrate auf 50%)
Einleitung	Bei Überschreiten des errechneten Entbindungstermins
Sectio	Primär und sekundär nur aus geburtsmedizinischer Indikation
Kind	• Bereitschaft zur Atmungshilfe (O_2, CPAP) • Untersuchung und Beurteilung durch Neonatologen innerhalb 24h nach der Geburt • Blutglukose sofort, nach 1, 3, 6, 12 Lebensstunden
Stillen	• Empfehlung für 6–12 Monate
Dokumentation	• Basisdaten Diabetes und Daten Schwangerschaftsverlauf/Geburt/Neugeborenes

[*] www.deutsche-diabetes-gesellschaft.de/redaktion/mitteilungen/leitlinien/PL_DDG2008_Schwangerschaft

10.1.2 Besonderheiten in der Schwangerschaft

• Psychische Belastung
• Übelkeit und Erbrechen
• Patientinnen können oft nur kleinere Portionen essen, dafür aber 6–7 x/d
• Bei vorbekannter Diabeteserkrankung die sich ändernde Insulinempfindlichkeit beachten:
  – 1. Trimenon: erhöhte Insulinempfindlichkeit, erhöhtes Risiko für Hypoglykämie, deshalb Insulin evtl. reduzieren.
  – 2.–3. Trimenon: zunehmende Insulinresistenz durch ansteigende Konzentration der plazentaren Hormone hPL (human placental Lactogen) sowie Östrogene und

Progesterone. Insulin steigern, Faustregel: Zunahme des Insulinbedarfs um 50% pro Trimenon
- Orale Therapie muss auf Insulin umgestellt werden

10.1.3 Definition des Gestationsdiabetes (GDM)

Jede in der Schwangerschaft erstmalig diagnostizierte Glukosestoffwechsel-störung unabhängig von Ihrer Ätiologie.

Wichtig

- Typ-1-DM bei schlanken Patientinnen ausschließen
- Bei Insulinpflicht im 2. oder frühem 3. Trimenon kann die Ursache ein bislang un-diagnostizierter Typ-2-DM oder eine Glukosetoleranzstörung sein.
- Die meisten Patientinnen können diätetisch eingestellt werden. Im Anschluss an die Schwangerschaft muss ein Screening auf Typ-2-DM durchgeführt werden.

10.1.4 Diagnostische Kriterien/Screening auf Gestationsdiabetes

Risikostratefizierung für Gestationsdiabetes (GDM)

Hohes Risiko
- BMI > 27
- Diabetes bei Eltern oder Geschwistern
- Z.n. GDM
- Z.n. Geburt eines Kindes > 4500 g

- Z.n. Totgeburt
- Z.n. habituellem Abort
- Z.n. Geburt mit konnatalen Fehlbildungen

Niedriges Risiko
- Keiner dieser Risikofaktoren

10.1.5 Vorgehen beim Screening

Hohes Risiko:

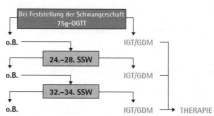

SSW = Schwangerschaftswoche, IGT = Glukosetoleranzstörung, GDM = Gestationsdiabetes.

Niedriges Risiko

- 50-g-Screening, wenn auffällig, dann Komplettierung mit 75-g-OGTT
- Screening 24.–28. SSW

Wichtig

Ein spontan gemessener Blutglukosewert über 200 mg/dl gilt als Diagnose eines Gestationsdiabetes.

10.1.6 Testverfahren

Oraler Glukosetoleranztest mit 50 g Glukose (Screeningtest)

- Zu jeder Tageszeit durchführbar und unabhängig von vorausgegangener Nahrungszufuhr
- 50 g Glukose in 200 ml Wasser in 3–5 min trinken
- Keine körperliche Tätigkeit während der Messung, nicht rauchen

Bei 1-h-Werten von	
> 140 mg/dl (7,8 mmol/l) (venöses Plasma oder kapilläres Vollblut)	**> 200 mg/dl (11,1 mmol/l) (venöses Plasma oder kapilläres Vollblut)**
V.a. Gestationsdiabetes ⇒ 75-g-oGTT obligat	Nüchternwert bestimmen: ≥ 110 mg/dl (kapilläres Vollblut) **oder** ≥ 126 mg/dl (venöses Plasma) ⇒ Diagnose Gestationsdiabetes (s. Leitlinie Dt. Gesellschaft für Gynäkologie und Geburtshilfe [DGGG]) ⇒ Kein 75-g-oGTT mehr nötig

Diagnostischer Test mit 75 g Glukose (siehe Klassifikation und Diagnostik)

Nüchternblutglukose vor dem Test bestimmen	
> 110 mg/dl (6,2 mmol/l) im kapillären Vollblut **oder ab** > 126 mg/dl (7 mmol/l) im venösen Plasma	< 110 mg/dl (6,2 mmol/l) im kapillären Vollblut **oder** < 126 mg/dl (7 mmol/l) im venösen Plasma
⇒ Kein Test nötig, aber Überweisung zum Diabetologen	⇒ Test mit 75 g Glukose durchführen

Bewertungskriterien des 75-g-oGTT				
Messzeitpunkt	Kapilläres Vollblut		Venöses Plasma	
	mg/dl	mmol/l	mg/dl	mmol/l
Nüchtern	≥ 90	≥ 5,0	≥ 95	≥ 5,3
1 Stunde	≥ 180	≥ 10,1	≥ 180	≥ 10,1
2 Stunden	≥ 155	≥ 8,7	≥ 155	≥ 8,7

kein Wert erhöht ⇒ Normalbefund

1 Wert erhöht ⇒ gestörte Glukosetoleranz (IGT)

2 Werte erhöht ⇒ GDM

Behandlungsbedürftigkeit von GDM und IGT in der Schwangerschaft werden gleichgesetzt

Wichtig

- Messungen zur Diagnosestellung mit validierter Labormethode durchführen.
- Zur weiteren Blutglukosekontrolle genügen Handmessgeräte.
- Regelmäßiger Vergleich vom Patientengerät mit qualitätsgesichertem Labor
- HBA_{1c} für die Diagnosestellung ungeeignet, zur Verlaufskontrolle notwendig.

10.1.7 Therapie

Zur Vermeidung von akuten und späten Folgen für Mutter und Kind normnahe Blutglukoseeinstellung anstreben.

- Aufklärung und Schulung mit Ernährungsberatung
- **Sofortige** Vorstellung beim Diabetologen mit Erfahrung in der Betreuung von Typ-1-DM, Typ-2-DM und GDM
- Blutglukoseselbstkontrollen: nüchtern und postprandial (1- bis 2-h-Werte)
- Besprechung der Blutglukoseprotokolle minimal alle 2 Wochen
- Ernährungsumstellung im 2. und 3. Trimenon auf 30 kcal/kg KG (bei BMI > 27 auf 25 kcal/kg KG)

Zeit	mg/dl	mmol/l
Nüchtern, präprandial	60–90	3,3–5,0
1 h postprandial	< 140	< 7,7
2 h postprandial	< 120	< 6,6
Vor dem Schlafen	90–120	5,0–6,6
Nachts 2:00–4:00 Uhr	> 60	> 3,3

Ernährungsempfehlung in der Schwangerschaft

- Kalorienbedarf im 2. und 3. Trimenon ca. 30 kcal/kg KG, die reguläre durch die Schwangerschaft bedingte Gewichtszunahme muss sichergestellt werden
- Keine spezifische Diabetesdiät, sondern vollwertige Mischkost
- Substitution von Jodid (200 µg/d) und Folsäure (400 µg/d); empfohlen wird die Substitution 4 Wochen präkonzeptionell und während der Schwangerschaft)
- Ausreichende Zufuhr von Calcium (800–1200 mg/d), Eisen (bis 30 mg/d) sowie Magnesium (bis 400 mg/d).
- Individuelle Ernährungsberatung und Anpassung an den Alltag

Indikation zur Insulintherapie

1. Wenn trotz Schulung die Therapieziele nicht innerhalb von 2 Wochen erreicht werden
2. Bei fetaler Makrosomie, diabetischer Fetopathie und/oder Polyhydramnion
3. Makrosomes Weiterwachstum (Kontrollsono nach 10–14 Tagen)

- Standard ist eine intensivierte Insulintherapie; Beginn mit Normalinsulin zu den Mahlzeiten, Verzögerungsinsulin oft nicht nötig
- Orale Antidiabetika sind nicht zugelassen
- Überwachung bezüglich Harnwegs- und Vaginalinfekten, Hypertonie, Präklampsie
- Intensives fetales Monitoring durch den Frauenarzt
- Ultraschall-Organdiagnostik 19.–22. SSW, danach alle 2 Wochen Ultraschall und vor Entbindung: Makrosomie? Geburtsgewicht?

Insulintherapie

- **Insulintherapie** (zur Dosisberechnung und Verteilung (→ Kap. Typ-1-DM → S. 36)
- Grobe Berechnung der Dosierung: 0,3 IE/kg KG (in 24 h)
- **In Verhältnis: morgens : mittags : abends= 3 : 1 : 2**

Beispiel

60 kg x 0,3 = 18 IE gesamt
(18 : 6=3; morgens 3 x 3 = 9; mittags 3 x 1 = 3; abends 3 x 2 = 6)

	Morgens	Mittags	Abends	22 Uhr
Normalinsulin	9 IE	3 IE	6 IE	
Depotinsulin (NPH-Insulin)				**I.d.R. nicht** zu Beginn. Notwendig bei Blutglukoseanstieg von 2.00 Uhr bis 8.00 Uhr und Nichterreichen der Nüchternwerte; beginnen mit 4 IE

- Beginn mit **o.g. Dosierung,** dann sofortige Verständigung des Diabetologen
- **Zusätzlich:** Korrektur nach Zielwert mit Korrekturfaktor
  - Zielwert: 100 mg/dl
  - Korrekturfaktor: 30-er Regel
  - Im Krankenhaus tägliche Anpassung der Dosis

Lang wirksame Analoginsuline sind in der Schwangerschaft nicht zugelassen.

Kurz wirksame Analoginsuline haben in der Schwangerschaft noch keine Zulassung. Bei Diabetes-Patientinnen, die vor der Schwangerschaft jedoch gut damit eingestellt sind und dabei bleiben möchten, sollte eine Aufklärung erfolgen. Bisher zeigten sich keine teratogenen Einflüsse.

10.1.8   Schwangerschaftsbezogene Untersuchungen im Hinblick auf eventuelle diabetische Folgeschäden

Ophthalmologische Diagnostik

- **Spiegelung des Augenhintergrundes** 1 x pro Trimenon und bei bekannter Diabeteserkrankung vor geplanter Schwangerschaft (Staging) und postpartal
- Bei pathologischem Befund: evtl. Laser notwendig

Nephrologische Diagnostik

- **Screening mittels Mikroalbumin** im Urin (Norm bis 20 mg/l) 1 x pro Monat
- bei pathologischem Befund:
  - Engmaschige Blutdruckkontrollen

Cave: bei RR > 140/90 mmHg, Kreatinin-Clearance < 50 ml/min besteht hohes Risiko für Plazentainsuffizienz und Wachstumsretardierung (Indikation zur Sectio klären)

10.1.9   Geburt

⇒ **Unter der Geburt Blutglukosezielwerte 70–110 mg/dl (3,9–6,2 mmol/l).**

Elektive Entbindung

Bei Risikoschwangerschaft Empfehlung der Entbindung in Perinatalzentrum
- Am Abend zuvor die übliche Menge Verzögerungsinsulin
- Etwa 1/3 der Verzögerungsinsulindosis am Morgen der Entbindung
- Pumpenbasalrate bei Insulinpumpen-Patientinnen auf 1/2 reduzieren
- Stündliche Blutglukosemessungen erforderlich

Bei Wehenbeginn

- Infusion von 100 ml Glukose 5% pro Stunde

- Bei Blutglukosewerten > 140 mg/dl (7,8 mmol/l): 2–4 Einheiten Normalinsulin in 2- bis 4-stündlichen Abständen injizieren (Cave: Akkumulationsgefahr - Hypo) oder als Bolus über die Insulinpumpe verabreichen, bis Blutglukosewerte von etwa 70–110 mg/dl (3,9–6,2 mmol/l) erreicht sind.
- Bei Abfall der Blutglukose unter 60 mg/dl (3,3 mmol/l) sollte die Infusionsrate an Glukose mindestens verdoppelt und in kurzen Abständen nachkontrolliert werden.

Alternativ: Insulinperfusor, → Sectio

Geplante Sectio

- Infusion von 1–2 Einheiten Insulin über Perfusor pro Stunde (Perfusor mit 50 IE Insulin/50 ml 0,9% NaCl)
- 100 ml Glukose 5% pro Stunde begleitend geben
- Orientierende Insulindosierung i.v. s. Tab. → S. 87

Blutglukosewert in mg/dl (mmol)	Perfusor mit 50 IE Normalinsulin/50 ml NaCl
≤ 70 (3,9)	-
71–100 (> 3,9-5,6)	0,5 ml/h
101–140 (< 5,6-7,8)	1 ml/h
141–180 (> 7,8-10)	1,5 ml/h
181–220 (> 10-12,2)	2 ml/h
> 220 (< 12,2)	2,5 ml/h

⇒ Nach Sectio Insulinperfusor **sofort** abstellen.

Unmittelbar nach der Geburt sinkt der Insulinbedarf rasch und stark ab!
- GDM: Die meisten Patientinnen benötigen nach Geburt keine Insulintherapie
- Falls noch Insulinbedarf: Reduktion auf 30–50% der pränatalen Dosis
- Postpartal engmaschig weiter kontrollieren (Hypoglykämiegefahr)
- Bei Pumpentherapie Basalrate nach Geburt absenken (ca. auf 30–50%)

10.1.10 Stillzeit

- Oft Hypoglykämieneigung direkt nach dem Stillen
- Kurz vorher evtl. Kohlenhydrate (1–2 BE) einnehmen lassen

Stoffwechselkontrollen:

- HbA$_{1c}$ alle 4–6 Wochen
- Tägliche Blutglukoseselbstmessungen prä- und postprandial, sowie evtl. um 22.00 Uhr (unbedingt bei Verzögerungsinsulin zur Nacht sowie bei Pumpentherapie)

- Bei Verdacht auf nächtliche Hypoglykämien oder bei zu hohen Nüchternwerten Kontrollen auch um 3.00 Uhr
- Regelmäßige Blutdruckmessungen bei den Kontrolluntersuchungen

10.1.11 Nachbetreuung der Mütter bei Gestationsdiabetes

- Blutglukose nüchtern und postprandial
- Bei Werten von > 110 mg/dl nüchtern und/oder postprandial = 200 mg/dl diabetologische Weiterbetreuung und Therapie
- Ansonsten etwa 8 Wochen nach Entbindung oGTT mit 75 g Glukose empfehlen
- Wenn unauffällig, alle 1 bis maximal 2 Jahre Screening durch oGTT

10.1.12 Nachbetreuung der Neugeborenen von diabetischen Müttern

- Erhöhte Gefahr einer Hypoglykämie
- Bei Blutglukose < 30 mg/dl (1,7) kapillär ist eine Frühestfütterung in kleinen Portionen sinnvoll, prophylaktische Glukoseinfusionen sind nicht indiziert
- Zielblutglukose: 50–65 mg/dl; am 1. Tag über 40 mg/dl halten
- Blutglukosemessungen unmittelbar nach Geburt sowie 1, 3, 6 und 12 Stunden postnatal, bei Problemen häufiger
- Bestimmungen von Kalzium und Magnesium, Hämoglobin, Hämatokrit und Bilirubin wegen der Gefahr von Polyglobulie und Hyperbilirubinämie

10.2   Sport

- Ausdauersport senkt meistens die Blutglukose über die Zeit der Bewegung hinaus.
- Körperliche Aktivität oberhalb des Trainingsniveaus führt zu Blutglukosesteigerung aufgrund von Adrenalinausschüttung: Blutglukosewerte nicht mit Insulin korrigieren.
- Sportarten mit Schnellkraft/Kraftschnelligkeit führen zu Blutglukosesteigerung: Blutglukosewerte nicht mit Insulin korrigieren.

Tipp

Eventuell kann der Patient in der physiotherapeutischen Abteilung unter Blutglukosekontrolle Sport (z.B. Ergometertraining) ausprobieren.

10.2.1   Gesundheitliche Voraussetzungen bei Patienten mit Diabetes

Regelmäßige Untersuchungen zur frühzeitigen Erkennung von (Folge-)Erkrankungen sollten erfolgen.

- Belastungs-EKG wenn:
  - Älter als 35 Jahre
  - Diabetes seit mehr als 10 Jahre
  - Neu entdecktem Diabetes mellitus

- Blutdruckkontrolle regelmäßig, und falls nötig vorher einstellen
- Regelmäßige Untersuchungen der:
  - Augen ⇒ Retinopathie
  - Nieren ⇒ Nephropathie
  - Nerven ⇒ Neuropathie
- Hypoglykämiewahrnehmung bei sehr scharf eingestellten Typ-1-Diabetes-Patienten klären und auf entsprechend hohe Werte vor Sportbeginn aufmerksam machen (Ausgangswerte um 150–200 mg/dl empfehlen)

10.2.2 Typ-1-DM und Insulinanpassung während Sport und körperlicher Aktivität

- Dosisreduktion ist wichtiger als Steigerung der Kohlenhydrate
- Insulinwirkung während des Sports und über die Zeit der sportlichen Aktivität hinaus deutlich gesteigert
- 25–50%ige Reduktion der Bolusgabe vor und nach Belastung
- Bei längerer Belastung (> 3 h) Reduktion der Basalgabe um 25%; bei sehr langer Belastung um 40–50%
- KH-Zufuhr um bis zu 50% erhöhen
- Zusätzlich zur Nacht (nach Belastung) 1–2 langsame BEs (z.B. Wurstbrot); immer wenn Blutglukose um 22.00 Uhr < 150 mg/dl (8,3, mmol/l)
- Nach langer, schwerer Belastung mindestens einmal in der Nacht um 2.00–3.00 Uhr Bluglukosemessung
- Immer schnelle BEs mitführen (Traubenzucker, Glukosegel)
- Bei Blutglukosewerten = 50 mg/dl (2,8 mmol/l) 2 schnelle und 1–2 langsame BEs essen; anschließend alle 1–2 Stunden Blutglukosemessung
- Bei kurzer Belastung Insulin vorher um 50% reduzieren und KH um bis zu 50% erhöhen; falls Belastung am Vormittag, erfolgt keine Veränderung der Basalgabe am Abend (vorher sowie am gleichen Tag)
- Korrekturbolus ebenfalls deutlich reduzieren

Generell gilt

- Ausgangswerte über 120 mg/dl (6,7 mmol/l), besser zwischen 150–180 mg/dl (8,3–10 mmol/l) anstreben
- Kein Sportbeginn bei Werten über 250 mg/dl (13,9 mmol/l) und Acetonnachweis im Urin (++/+++); zuerst Korrektur wegen Risiko der Ketoazidose

10.2.3 Typ-2-DM während Sport und körperlicher Aktivität

Bei Diät, Metformin, Glitazone und Alpha-Glukosidase-Hemmern

- Nur Beachtung der allgemein gültigen Sportregeln sowie der Richtlinien zu Ernährungsmaßnahmen
- Keine Hypoglykämiegefahr, keine Blutglukosemessung nötig

Bei insulinotropen Medikamenten

- Unter DPP-4-Inhibitoren und Inkretinmimetika kaum Hypoglykämien, keine Dosisanpassung
- Repaglinid/Nataglinide: Tablette vor/nach Sport weglassen
- Glibenclamid/Glimepirid: Blutglukose messen und evtl. BE-Zufuhr erhöhen: lange Wirkdauer beachten

2-Spritzen-Therapie

- Dosisreduktion vor geplanter sportlicher Aktivität
- Kohlenhydrate erhöhen bei kurzzeitiger, ungeplanter Belastung (< 2 h)
- Bei längerer Belastung Reduktion der Insulingaben um 20–50% und ebenfalls häufiges Messen mit Zufuhr von BE

Bei Intensivierter Insulintherapie/SIT

- Wie bei Typ-1-DM, meist Kombination von vermehrter BE-Zufuhr und Insulinreduktion

Sport-Faustregeln für Typ-1-DM und Typ-2-DM

- 30-Minuten-Regel: pro 30 Minuten Belastung Einnahme von 1 BE
- 50%-Regel: Insulinreduktion um bis 50% vor, während und nach mehrstündiger Belastung
- Typ-1-DM: kein Sport bei Blutglukose > 250 mg/dl (13,9 mmol/l) und Aceton +++
- Blutglukose < 50 mg/dl (2,8 mmol/l): 2 schnelle und 1–2 langsame BEs essen

Blutglukosekontrolle alle 1–2 h vor, während und nach mehrstündiger Belastung sowie in der Nacht.

10.3 Therapie bei Infektionen/Fieber

Cave

Bei fast allen Infektionen und fieberhaften Erkrankungen steigt der Insulinbedarf rasch und stark an.

10.3.1 Bei Typ-1-DM

- Zusätzlich Urinaceton messen (Risiko einer Ketoazidose!)
- Tägliche Insulinanpassung wie folgt:
  - Verzögerungsinsulin um 10–20% erhöhen
  - BE-Faktoren (→ Kap. Typ-1-DM) um 50% erhöhen
  - Korrekturfaktoren verschärfen (z. B. 1 IE Insulin pro 20 mg intendierte Blutglucosesenkung)
  - Bei Besserung Insulindosierung zurückfahren

- **Bei Azetonnachweis im Urin: Ketoazidose/Lebensgefahr**

  - Regelmäßige Blutgasanalyse zur Therapiekontrolle
  - BE- und Korrekturfaktoren verdoppeln
  - Reichlich trinken, ggf. Infusion

- **Bei sehr hohen Werten (> 250 mg/dl) und Aceton im Urin**

- BGA: pH < 7,2 sofort auf Intensivstation
- Keine körperliche Anstrengung; Spritze oder Pumpe kontrollieren
- Sofort 20% der Tagesinsulinmenge als Normalinsulin/Analoginsulin spritzen: → Ketoazidose
- Flüssigkeitszufuhr (1 l/h)
- Kontrolle von Blutglukose stündlich und Azeton im Urin alle zwei Stunden:
  - Falls unverändert, wiederholen der Maßnahme
  - Bei Ansprechen weiter mit etwas erhöhten Dosierungen

10.3.2 Bei Typ-2-DM

- Metformin absetzen
- Andere OAD können unter Umständen weiter eingenommen werden
- Sonstiges Vorgehen mit intensivierter Insulintherapie; Gesamtdosis mit 0,5 IE/kgKG wählen
- Normalinsulin besser als Verzögerungsinsulin, da schneller korrigierbar

10.4 Stresshyperglykämie

Im Rahmen akuter Erkrankungen auftretende Hyperglykämie.

Ursache

Gesteigerte Sekretion proinflammmatorischer Zytokine und kontrainsulinärer Hormone und gesteigerte Aktivität des sympathischen Nervensystems, z.B. bei vorbestehendem Diabetes mellitus, Katecholamininfusion, Glukokortikoidtherapie, Adipositas, höherem Lebensalter, Pankreatitis, Sepsis, Hypothermie, Hypoxämie, Urämie, Leberzirrhose, Operation oder Trauma.

- Eventuell Erstmanifestation eines Typ-1- und Typ-2-DM
- Hyperglykämie am besten mit kurz wirksamen Insulinen behandeln
- Falls bei Abklingen der Erkrankung Blutglukosewerte sich normalisieren, Risikostratefizierung bezüglich Diabetes mellitus vornehmen
  - Hohes Risiko für Typ-2-DM: oGTT ambulant empfehlen

11 Medikamente

11.1 Antidiabetika

11.1.1 Sulfonylharnstoffe

Wm: Blockade von ATP-abhängigen K$^+$-Kanälen; **Wi:** Insulinfreisetzung aus Pankreas-Betazellen ↑; **UW:** Hypoglykämie, Nausea, Erbrechen, cholestatischer Ikterus, Panzytopenie
KI: Typ-1-DM, Ketose, Niereninsuffizienz, SS/SZ; **Ink:** Alkohol, Antazida, H$_2$-Blocker, Omeprazol, Chloramphenicol, Ciprofloxacin, Phenylbutazon, Salizylate, Sulfonamide

Glibenclamid

Euglucon N *Tbl. 1.75, 3.5 mg* **Glib-ratiopharm** *Tbl. 1.75, 3.5 mg* **Glukovital** *Tbl. 3.5 mg* **GlibenHexal** *Tbl. 3.5 mg* **Glimistada** *Tbl. 1.75, 3.5 mg* **Maninil** *Tbl. 1, 1.75, 3.5, 5 mg*	**Typ-2-DM:** ini 1.75–3.5 mg/d p.o., Steigerung bis max. 10.5 mg/d; **DANI** GFR < 30: KI

Gliclazid

Diamicron Uno *Tbl. 30 mg*	**Typ-2-DM:** ini 1 x 30 mg p.o., ggf. steigern auf 1 x 60–120 mg; **DANI** GFR < 30: KI

Glimepirid

Amaryl *Tbl. 1, 2, 3, 4, 6 mg* **Glimedoc** *Tbl. 2, 4 mg* **Glimepirid Hexal** *Tbl. 1, 2, 3, 4, 6 mg* **Glimepirid Stada** *1, 2, 3, 4 mg* **Magna** *Tbl. 1, 2, 3, 4, 6 mg*	**Typ-2-DM:** 1 x 1–4 mg p.o. morgens, max. 6 mg/d; **DANI** GFR < 30: KI

Gliquidon

Glurenorm *Tbl. 30 mg*	**Typ-2-DM:** 15–120 mg p.o., in 1-3 Gaben; **DANI** GFR < 30: KI

11.1.2 Glinide

Wm: Blockade von ATP-abh. K$^+$-Kanälen; **Wi:** Insulinfreisetzung aus Pankreas-Betazellen ↑
UW: Hypoglykämie, Nausea, Erbrechen, cholestatischer Ikterus, Panzytopenie
KI: Typ-1-DM, Ketose, Niereninsuffizienz, SS/SZ

Nateglinide

Starlix *Tbl. 60, 120 mg*	**Typ-2-DM:** 60–120 mg vor den Hauptmahlzeiten p.o., max. 3 x 180 mg; **DANI** nicht erforderlich

Repaglinid

Novonorm *Tbl. 0.5, 1, 2 mg*	**Typ-2-DM:** 0.25–4 mg vor den Hauptmahlzeiten p.o., max. 16 mg/d; **DANI** sorgfältige Dosiseinstellung

11.1.3 Metformin

Wm: Glukoseaufnahme in die Zelle ↑, nichtoxidativer Glukosemetabolismus ↑
UW: Laktatazidose, Nausea, Bauchschmerzen, Diarrhoe, Geschmacksveränderungen, Blutbild-Veränderungen
KI: Typ-1-DM, Leber-/Niereninsuffizienz, respir./kard. Insuffizienz, fieberhafte Erkrankung vor, während und bis 48h nach Gabe jodhaltiger Kontrastmittel, frischer Myokardinfarkt, Dehdratation, Schock, Alkoholismus, Alkoholintoxikation, SS/SZ

Metformin

Biocos *Tbl. 850, 1000 mg* **Diabesin** *Tbl. 500, 850, 1000 mg* **Diabetase** *Tbl. 850, 1000 mg* **Glucobon** *Tbl. 500, 850, 1000 mg* **Glucophage** *Tbl. 500, 850, 1000 mg* **Juformin** *Tbl. 500, 850, 1000 mg* **Mediabet** *Tbl. 500, 850 mg* **Meglucon** *Tbl. 500, 850 mg* **Mescorit** *Tbl. 500, 850 mg* **Metformin–ratiopharm** *Tbl. 500, 850, 1000 mg* **Metformin Dura** *Tbl. 500, 850, 1000 mg* **Siofor** *Tbl. 500, 850, 1000 mg*	**Typ-2-DM:** 2-3 x 500–850 mg p.o., max. 3 x 1g; **DANI** GFR < 60: KI; **DALI** KI

11.1.4 Alpha-Glukosidase-Hemmer

Wm/Wi: Glukosidasehemmung ⇒ intestinale Glukosefreisetzung ↓
UW: Meteorismus, Bauchschmerzen, Diarrhoe
KI: entzündliche Darmerkr., SS/SZ

Acarbose

Glucobay *Tbl. 50, 100 mg*	**Zusatztherapie bei DM:** ini 1 x 50 mg p.o., ggf. steigern bis 3 x 100 mg p.o.; **DANI** GFR < 25: KI

Miglitol

Diastabol *Tbl. 50, 100 mg*	**Zusatztherapie bei DM:** ini 1 x 50 mg p.o. **DANI** GFR > 25: 100%; < 25: KI; **DALI** nicht erforderlich

11.1.5 Inkretinmimetika (GLP-1-Rezeptor Agonisten) und Kombinationen

Wm/Wi (Exenatide, Liraglutid)**:** Inkretinmimetikum mit verschiedenen antihyperglykämischen Wirkungen des Glucagon-like-Peptide (GLP-1); **Wm/Wi** (Sitagliptin; Vildagliptin, Saxagliptin)**:** Dipeptidylpeptidase-4-Inhibitor, steigert Spiegel aktiver Inkretinhormone (GLP-1, GIP) ⇒ Insulinfreisetzg. aus Pankreas-Betazellen↑; **UW** (Exenatide, Liraglutid)**:** Übelkeit, Erbrechen, Diarrhoe, Obstipation, Hypoglykämie, verminderter Appetit, Kopfschmerzen, Schwindel, Bauchschmerzen, Dyspepsie, Reflux, vermehrtes Schwitzen, innere Unruhe, Nasopharyngitis; **UW** (Sitagliptin, Vildagliptin, Saxagliptin)**:** Hypoglykämie, Nausea, Flatulenz, Ödeme, Tremor, Schwindel, Kopfschmerzen, Nasopharyngitis, Obstipation, Asthenie, Infektion der oberen Atemwege, Harnwegsinfektion, Gastroenteritis, Sinusitis, Erbrechen; **KI** (Exenatide)**:** bek. Überempf.; Typ-1-DM, Typ-2-DM m. Betazellversagen; **KI** (Liraglutid) bek. Überempfindlichkeit; **KI** (Sitagliptin)**:** bek. Überempfindlichkeit, SS/SZ; **KI** (Vildagliptin)**:** bek. Überempfindlichkeit; **KI** (Saxagliptin)**:** bek. Überempfindlichkeit

Exenatide

Byetta *Pen 5 µg/Dosis, 10 µg/Dosis*	**Typ-2-DM in Komb. m. Metformin und/ oder Sulfonylharnstoff:** 2 x 5 µg s.c. für 1 Monat, dann 2 x 10 µg, jeweils innerhalb 1h vor Mahlzeit; **DANI** GFR > 50: nicht erforderlich; GFR < 30: KI **DALI** nicht erforderlich

Liraglutid

Victoza *Pen 18 mg/3 ml*	**Typ-2-DM in Komb. m. Metformin und/ oder Sulfonylharnst. oder Thiazolidindion:** ini 1 x 0.6 mg s.c., n. 1W. 1.2mg, ggf. n. 2W. 1.8mg; **DANI** GFR > 60: nicht erforderlich; <60: Anwendung nicht empfohlen; **DALI** Anwendung nicht empfohlen

Saxagliptin

Onglyza *Tbl. 5 mg*	**Typ-2-DM: Kombination m. Metformin o. Thiazolidindione o. Sulfonylharnstoff:** 1 x 5 mg p.o. **DANI:** GFR > 50: nicht erforderlich; < 50: Anwendung nicht empfohlen; **DALI:** leichte LI: nicht erforderlich; mäßige LI: cave; schwere LI: Anwendung nicht empfohlen

Sitagliptin

Januvia *Tbl. 100 mg* **Xelevia** *Tbl. 100 mg*	**Typ-2-DM, als Monotherapie bei Gegenanzeigen oder Unverträglichkeit mit Metformin, in Komb. m. Metformin, in Komb. m. Glitazonen, in Komb. m. Sulfonylharnstoffen (SH), in Komb. m. SH + Metformin, in Komb. m. Glitazon + Metformin:** 1 x 100 mg p.o.; **DANI** GFR < 50: Anwendg. nicht empfohlen; **DALI** leichte bis mäßige LI: 100%; schwere LI: keine Daten

Sitagliptin + Metformin

Janumet *Tbl. 50 + 850 mg; 50 + 1000 mg* **Velmetia** *Tbl. 50 + 850 mg; 50 + 1000 mg*	**Typ-2-DM** 2 x 50 + 850–1000 mg p.o.; auch in **Kombination mit Sulfonylharnstoff**; **DANI:** GFR > 60: 100%; < 60: KI; **DALI:** KI

Vildagliptin

Galvus *Tbl. 50 mg* **Jalra** *Tbl. 50 mg*	**Typ-2-DM: Kombination m. Metformin o. Thiazolidindione:** 2 x 50 mg p.o., max. 100 mg/d; **Kombination mit Sulfonylharnstoff:** 1 x 50 mg p.o. **DANI:** GFR > 50: 100%; < 50: Anwendung nicht empfohlen; **DALI:** Anwendung nicht empfohlen

Vildagliptin + Metformin

Eucreas *Tbl. 50 + 850 mg; 50 + 1000 mg* **Icandra** *Tbl. 50 + 850 mg*	**Typ-2-DM:** 2 x 50 + 850–1000 mg p.o.; **DANI:** GFR > 60: 100%; < 60: KI; **DALI:** KI

11.1.6   Glitazone und Kombinationen

Wm/WI (Glitazone) = Thiazolidindione = Insulinsensitizer: spezifische Bindung an Peroxysome Proliferator Activated(PPA)-Rezeptor in Insulinzielgeweben ⇒ verbesserte Insulinwirkung ⇒ zelluläre Glukoseaufnahme ↑, hepatische Glukoneogenese ↓
UW: Kombination mit Metformin: Anämie, Hypoglykämie, Hyperglykämie, Kopfschmerz, Durchfall, Übelkeit, Bauchschmerzen, Müdigkeit, Ödeme; Komb. m. Sulfonylharnstoff: Anämie, Thrombopenie, Hypoglykämie, Hyperglykämie, Gewicht ↑, Ödeme
KI: Herzinsuffizienz, Leberfunktionsstörung, SS/SZ
KI (Rosiglitazone): Gabe bei Herzinsuffizienz u. Kombination mit Insulin kontraindiziert
Ink: engmaschige Blutglukose-Kontrollen bei Komb. mit Gemfibrozil oder Rifampicin

Pioglitazon

Actos *Tbl. 15, 30, 45 mg*	**Typ-2-DM:** 1 x 15–30 mg p.o.; max. 45 mg/d; Komb. mit Metformin od. Sulfonylharnstoff; **DANI** GFR > 4: 100%; HD: KI; **DALI** KI

Pioglitazon + Metformin

Competact *Tbl. 15 + 850 mg*	**Typ-2-DM:** 2 x 15 + 850 mg p.o.; **DANI** GFR < 60: KI; **DALI** KI

Rosiglitazon

Avandia *Tbl. 4, 8 mg*	**Typ-2-DM:** 1 x 4–8 mg p.o.; ggf. Komb. mit Metformin od. Sulfonylharnstoff; **DANI** GFR < 30: vorsichtige Anwendung **DALI** KI

Rosiglitazon + Metformin

Avandamet *Tbl. 2 + 500 mg, 2 + 1000 mg, 4 + 1000 mg*	**Typ-2-DM:** 2 x 2–4 + 1000 mg p.o., max. 8 + 2000 mg/d; **DANI** GFR < 70: KI; **DALI** KI

Rosiglitazon + Glibenclamid

Avaglim *Tbl. 4 + 4 mg, 8 + 4 mg*	**Typ-2-DM:** ini 4 + 4 mg p.o., ggf. nach 8 Wo. steigern auf 1 x 8 + 4 mg **DANI** GFR < 30: KI; **DALI** KI

11.1.7 Insuline - Übersicht

Wm/Wi (Insuline): Glukoseaufnahme in Muskel- u. Fettzellen ↑, anaboler Stoffwechsel ↑ (Glykogen-, Lipid- und Proteinsynthese ↑), kataboler Stoffwechsel ↓ (Glykogenolyse, Lipolyse und Proteolyse ↓)

Insulingruppe	Wirkstoff	Wi-Eintritt (Onset)	Wi-Max. (Peak)	Wi-Dauer (Duration)
Sehr kurz wirksame Analoga	Insulin Aspart Insulin glulisin Insulin lispro	ca. 10–15 min	ca. 1 h	ca. 3 h
Normalinsulin	Humaninsulin	ca. 20–30 min	ca. 2 h	ca. 4–6 h
Verzögerungsinsulin	NPH-Insulin	ca. 1–2 h	ca. 4–6 h	ca. 10–14 h
Insulin-Kombinationen	Normal/NPH	ca. 20–30 min	ca. 2 h	ca. 10–14 h
	Insulin Aspart/NPH Insulina lispo/NPH	ca. 20–30 min	ca. 1 h	ca. 10–14 h
Lang wirksame Analoga	Insulindetemir	ca. 1–2 h	ca. 6–10 h	ca. 20 h
	Insulin glargin	ca. 1–2 h	keines	ca. 24 h

11.1.8 Schnell wirksame Insulin-Analoga

Wm/Wi (Insulin Aspart, Insulinglulisin, Insulin lispro): schnellere Resorption durch Veränderung der Aminosäuresequenz ⇒ Verkürzung des Spritz-Ess-Abstandes

Insulin Aspart

NovoRapid	Typ-1-DM/Typ-2-DM: nach Bedarf

Insulin glulisin

Apidra	Typ-1-DM/Typ-2-DM: nach Bedarf

Insulin lispro

Humalog, Liprolog	Typ-1-DM/Typ-2-DM: nach Bedarf

11.1.9 Normalinsulin

Wm/Wi (s. Insuline - Übersicht)

Insulin normal (Altinsulin) human

Actrapid HM, Berlinsulin H Normal, Huminsulin Normal, Insulin B. Braun-ratioph. Rapid, Insuman rapid	Typ-1-DM/Typ-2-DM: nach Bedarf

11.1.10 Verzögerungsinsuline (protaminverzögert)

Wm/Wi: Zusatz von Protamin als Depotstoff ⇒ Wi-Dauer↑; NPH = neutrales Protamin Hagedorn

Verzögerungsinsulin (NPH-Insulin) human

Berlinsulin H Basal, Huminsulin Basal, Protaphane, insuman BASAL	**Typ-1-DM/Typ-2-DM:** nach Bedarf

11.1.11 Insulin-Kombinationen

Insulin normal (Altinsulin) + protaminverzögertes Insulin

Actraphane 30, 40, 50 *30/70, 40/60, 50/50%* **Berlinsulin H 30/70** *30/70%* **Huminsulin Profil III** *30/70%* **Insulin B. Braun-ratioph. Comb 30/70** *30/70%* **insuman COMB 15, 25, 50** *15/85, 25/75, 50/50%* **Mixtard 30** *30/70%*	**Typ-1-DM/Typ-2-DM:** nach Bedarf

Insulin lispro + protaminverzögertes Insulin

Humalog Mix 25, 50 *25/75, 50/50%* **Liprolog Mix 25, 50** *25/75, 50/50%*	**Typ-1-DM/Typ-2-DM:** nach Bedarf

Insulin Aspart + protaminverzögertes Insulin

Novomix 30 *30/70%*	**Typ-1-DM/Typ-2-DM:** nach Bedarf

11.1.12 Lang wirksame Analoginsuline

Wm/Wi (Insulindetemir): gentechnisch verändertes Insulinmolekül, starke Selbstassoziation an der Injektionsstelle, Bindung an Albumin ⇒ langsamere Abgabe in periph. Zielgewebe

Wm/Wi (Insulin glargin): gentechnisch verändertes Insulinmolekül, im physiologischen pH-Bereich schwer löslich ⇒ langsame Resorption ⇒ Wirkdauer↑

Insulindetemir

Levemir	**Typ-1-DM/Typ-2-DM:** nach Bedarf

Insulin glargin

Lantus	**Typ-1-DM/Typ-2-DM:** nach Bedarf

11.2 Antihypoglykämika

Wm/Wi (Diazoxid): reversible Hemmung der Insulinausschüttung an Pankreasbetazellen;
Wm/Wi (Glucagon): cAMP-vermittelte Glykogenolyse in der Leber ⇒ Gluconeogenese ↑ ⇒ Blutglukose ↑
UW (Diazoxid): Übelkeit, Erbrechen, Ödeme, Kaliumverlust, Tachykardie, Hypotonie, Hautausschlag, Hypertrichose, BB-Veränderungen, IgG ↓
UW (Glucagon): Übelkeit, Erbrechen, Bauchschmerzen, Hypotonie, Tachykardie, sekundäre Hypoglykämie
KI (Diazoxid): bek. Überempf., Cave in SS
KI (Glucagon): bek. Überempf., Phäochromozytom; vorsichtige Anwendung bei Glucagonom, Insulinom
Ink (Diazoxid): Phenytoin

Diazoxid

Proglicem *Kps. 25, 100 mg*	**Hypoglykämie versch. Genese:** ini 5 mg/kg p.o. in 2-3 Einzeldosen, ggf. steigern; **Ki.:** u.U. 15-20 mg/kg; **DANI** "Dosisreduktion"

Glucagon

GlucaGen *Inj.Lsg. 1 mg/1 ml*	**Hypoglykämie: Erw., Ki > 6J.:** 1 mg s.c.; i.m.; i.v; Ki < 6J.: 0.5 mg; **Relaxation Magen-Darm-Trakt:** 0.2-0.5 mg i.v.; 1 mg i.m.

Glukose 40%

Glukose 40 Miniplasco *Amp. 4g/10 ml* **Glucosteril 40%** *Amp. 4g/10 ml, 8g/20 ml*	**Hypoglykämie:** 20-100 ml i.v.

11.3 Antihypertensiva

11.3.1 ACE-Hemmer

Wm: kompetitive Hemmung des Angiotensin-Konversions-Enzyms ⇒ Angiotensin II ↓, Bradykinin ↑; **Wi:** Vasodilatation ⇒ RR ↓, Nierendurchblutung ↑, Aldosteronfreisetzung ↓, Katecholaminfreisetzung ↓, Rückbildung von Herz- und Gefäßwandhypertrophie, protektive Wi. bei diabet. Nephropathie
UW: akutes Nierenversagen, Exanthem, Reizhusten, Haarausfall, angioneurotisches Ödem, Kopfschmerzen, Hyperkaliämie, Hyponatriämie, BB-Veränderungen, Urticaria, Hypotonie
KI: Aortenstenose, prim. Hyperaldosteronismus, Kreatininclearance < 30 ml/min, Nierenarterienstenose bds., Angioödeme, SS/SZ
Ink: Erythropoetin, K⁺-Präparate, K⁺-sparende Diuretika

Benazepril

Art. Hypertonie: 1 x 10-20 mg p.o.; max. 40 mg/d; **Herzinsuffizienz:** 1 x 5-10 mg p.o., max. 20 mg p.o.; **DANI** GFR< 30: max. 10 mg/d; **DALI** KI

Captopril

Art. Hypertonie: ini 2 x 12.5 mg p.o., je n. Wi steigern bis 2-3 x 25-50 mg, max. 150 mg/d; **Herzinsuffizienz:** ini 2 x 6.25 mg p.o., langs. steigern auf 2 x 12.5-37.5 mg p.o., max. 150 mg/d; **post Myokardinfarkt:** ini 1 x 6.25 mg p.o., langsam steigern auf 2-3 x 25 mg, max. 150 mg/d; 0.3 mg **Ki.** > **6J.:** 0.3 mg/kg; **DANI** 0.15 mg/kg; **DANI** GFR > 40: ini 25-50 mg, max. 150 mg/d; 21-40: ini 25 mg, max. 100 mg/d; 10-20: ini 12.5, max. 75 mg/d; < 10: ini 6.25 mg, max. 37.5 mg/d

Cilazapril

Art. Hypertonie: ini 1 x 1.25 mg p.o., je nach Wi steigern auf 1 x 2.5 mg, max. 5 mg/d **DANI** GFR 40-60: 1 x 0.5-1 mg, max. 2.5 mg/d; < 40: KI; **DALI** KI

Enalapril

Art. Hypertonie: ini 10 x 20 mg p.o., Erh.Dos. 20 mg/d; max. 2 x 20 mg/d; **Herzinsuffizienz:** d1-3: 2.5 mg, d4-7: 2 x 2.5 mg, d8-14: 10 mg, d15-28: 20mg/d, max.40mg/d; **DANI** GFR 30-80: 5-10 mg/d; 10-30: 2.5 mg/d p.o.; HD: 2.5 mg/d

Fosinopril

Art. Hypertonie, Herzinsuffizienz: ini 1 x 10 mg p.o. je nach Wi steigern auf 1 x 20 mg, max. 40 mg/d; **DANI** nicht erforderlich

Imidapril

Art. Hypertonie: ini 1 x 5 mg p.o., je n. Wi steigern auf 1 x 10 mg, max. 20 mg/d **DANI** GFR 30-80: ini 2.5 mg; < 30: nicht empfohlen; < 10: KI; **DALI** ini 2.5 mg

Lisinopril

Art. Hypertonie: ini 1 x 5 mg p.o., je n. Wi steigern auf 1 x 10 mg, max. 40 mg/d; **Herzinsuffizienz:** ini 1 x 2.5 mg p.o., langsam steigern bis 1 x 10 mg, max. 35 mg/d; **post Infarkt:** ini 1 x 5 mg p.o., n. 24h 1 x 5 mg, n. 48h 1 x 10 mg, Dosisanpassung je n. RR

Moexipril

Art. Hypertonie: ini 1 x 7.5 mg p.o., je nach Wi steigern bis 1 x 15 mg, max. 30 mg/d; **DANI** GFR 40-60: ini 3.75 mg; < 40: KI; **DALI** KI bei Leberfunktionsstörung

Perindopril

Art. Hypertonie: ini 1 x 4 mg p.o., je nach Wi steigern bis max. 8 mg/d **Herzinsuffizienz:** ini 1 x 2 mg p.o., langs. steigern bis max. 4 mg/d; **DANI** GFR 30-60: 1 x 2 mg p.o., max. 4 mg/d; < 30: KI; **DALI** KI

Quinapril

Art. Hypertonie: ini 1 x 10 mg p.o., je nach Wi steigern bis 1-2 x 20 mg, max. 40 mg/d; **Herzinsuffizienz:** ini 2 x 2.5 mg p.o., langs. steigern bis 10-20 mg/d, max. 2 x 20 mg/d; **DANI** GFR 30-60: ini 1 x 5 mg p.o., dann 5-10 mg/d, max. 20 mg/d; 10-29: 1 x 2.5 mg/d, max. 5 mg/d; < 10: KI; **DALI** KI

Ramipril

Art. Hypertonie: ini 1 x 2.5 mg p.o., je n. Wi steigern bis 1 x 5 mg, max. 10 mg/d;
Herzinsuffizienz, post Myokardinfarkt: ini 2 x 1.25-2.5 mg p.o., langsam steigern bis
max. 2 x 5 mg; **DANI** GFR 30-60: ini 1 x 1.25 mg p.o., dann 1 x 2.5 mg, max. 5 mg/d; < 30:
KI; **DALI** KI

Spirapril

Art. Hypertonie: ini 1 x 3 mg p.o., je n. Wi steigern auf max. 6 mg/d; **DANI** GFR 30-60:
100%; 10-29: 1 x 3 mg p.o.; < 10: KI

Trandolapril

Art. Hypertonie: ini 1 x 1 mg p.o., je n. Wi steigern bis 1 x 2 mg, max. 4 mg/d; **post Myokardinfarkt:** ini 1 x 0.5 mg p.o., nach 24h 1 x 1 mg, dann langsam steigern bis 1 x 4 mg;
DANI GFR 30-60: 100%; < 30: KI; **DALI** ini 0.5 mg/d, max. 2 mg/d; schwere Leberinsuff.: KI

11.3.2 ACE-Hemmer + Diuretikum

Benazepril + Hydrochlorothiazid

Art. Hypertonie: 1 x 10-20 + 12.5-25 mg p.o.; **DANI** GFR 30-60: sorgfältige Dosiseinstellung; < 30: KI; **DALI** sorgältige Dosiseinstellung

Captopril + Hydrochlorothiazid

Art. Hypertonie: 1 x 25-50 + 12.5-25 mg p.o.; **DANI** GFR 30-60: sorgfältige Dosiseinstellung; < 30: KI; **DALI** sorgfältige Dosiseinstellung

Cilazapril + Hydrochlorothiazid

Art. Hypertonie: 1 x 5 + 12.5 mg p.o; **DANI:** GFR 30-60: sorgfältige Dosiseinst.; < 30: KI;
DALI sorgfältige Dosiseinstellung

Enalapril + Hydrochlorothiazid

Art. Hypertonie: 1 x 10-20 + 25-50 mg p.o.; **DANI** GFR 30-60: sorgfältige
Dosiseinstellung; < 30: KI

Lisinopril + Hydrochlorothiazid

Art. Hypertonie: 1 x 10-20 + 12.5 mg p.o.; **DANI** GFR 30-60: sorgfältige Dosiseinstellung; < 30: KI; **DALI** Dosisreduktion

Moexipril + Hydrochlorothiazid

Art. Hypertonie: 1 x 15 + 25 mg p.o.; **DANI** GFR 40-60: 50%; < 40: KI

Perindopril + Indapamid

Art. Hypertonie: 1 x 2-4 + 0.625-1.25 mg p.o.

Quinapril + Hydrochlorothiazid

Art. Hypertonie: 1 x 10-20 + 12.5-25 mg p.o.; **DANI** GFR 30-60: sorgfältige Dosiseinstellung; < 30: KI; **DALI** KI b. schwerer Leberfunktionsstörung

Ramipril + Piretanid

Art. Hypertonie: 1 x 5-10 + 6-12 mg p.o.; **DANI** GFR 30-60: sorgfältige Dosiseinstellung; < 30: KI; **DALI** KI bei schwerer Leberfunktionsstörung

Ramipril + Hydrochlorothiazid

Art. Hypertonie: 1 x 2.5-5 + 12.5-25 mg p.o.; **DANI** GFR 30-60: sorgfältige Dosiseinstellung; < 30: KI; **DALI** KI bei schwerer Leberfunktionsstörung

11.3.3 Direkte Renininhibitoren

Wm/Wi: selektive direkte Hemmung des humanen Renins ⇒ Blockade der Umwandlung von Angiotensinogen zu Angiotensin I ⇒ Reduktion der Plasmareninaktivität; Senkung der Angiotensin I u. II-Spiegel ⇒ RR ↓
UW: Diarrhoe, Hautausschlag
KI: Schwangerschaft (2. u. 3. Trim.), bek. Überempfindlichkeit gegen den Wirkstoff oder sonstige Bestandteile

Aliskiren

Art. Hypertonie: ini 1 x 150 mg p.o., ggf. n. 2W. steigern auf 1 x 300 mg; **DANI** GFR < 30: vorsichtige Anw.; **DALI** nicht erforderlich

11.3.4 Angiotensin-II-Blocker (Sartane)

Wm: Blockade des Angiotensin-II-Typ-1-Rezeptors ;
Wi: spezifische Hemmung der Angiotensin II-Wi, ohne Wi auf Bradykinin;
UW: Kopfschmerzen, Schwindel, Nausea, Bauchschmerzen, Hautausschläge, Juckreiz, Leukopenie, Rückenschmerzen, Arthralgien, Infekte d. ob. Luftwege;
KI: SS/SZ, Nierenarterienstenose, Z.n. Nierentransplantation, prim. Hyperaldosteronismus, biliäre Zirrhose, schwere Leberschäden

Candesartan

Art. Hypertonie: ini 1 x 4 mg p.o., je n. Wi steigern bis 1 x 8-16 mg, max. 32 mg/d; **Herzinsuffizienz:** ini 1 x 4 mg, alle 2W. Dosis verdoppeln n. Verträglichkeit bis 32 mg/d; **DANI** ini 2 mg; GFR < 15: nicht empfohlen; **DALI** ini 2 mg

Eprosartan

Art. Hypertonie: 1 x 600 mg p.o.; **DANI** GFR > 30: 100%; < 30: sorgfältige Dosiseinstellung; **DALI** KI bei schwerer Leberinsuffizienz

Irbesartan

Art. Hypertonie: ini 1 x 150 mg p.o., je n. Wi steigern bis max. 300 mg/d
DANI Dialyse: ini 75 mg; **DALI** nicht erforderlich

Losartan

Art. Hypertonie: 1 x 50 mg p.o., je n. Wi steigern bis max. 100 mg/d; **Herzinsuffizienz:** ini 1 x 12.5 mg p.o., langsam steigern bis 1 x 25-50 mg; **DANI** nicht erforderlich

Olmesartan

Art. Hypertonie: 1 x 10 mg p.o., je n. Wi steigern bis max. 40 mg/d; **DANI** GFR > 20: max. 20 mg; < 20: nicht empfohlen

Telmisartan

Art. Hypertonie: 1 x 20-40 mg p.o., max. 80 mg/d; **DANI** ini 20 mg/d; GFR< 30: KI; **DALI** max. 40 mg/d, KI bei schwerer Leberfunktionsstörung

Valsartan

Art. Hypertonie: 1 x 80 mg p.o.; ggf. steigern auf max. 320 mg/d; **Herzinsuffizienz:** ini 2 x 40 mg p.o., steigern auf max. 2 x 160 mg; **nach MI:** ini 2 x 20 mg p.o., steigern auf max. 2 x 160 mg; **DANI** GFR > 10: 100%; < 10, HD: nicht empfohlen

11.3.5 Angiotensin-II-Blocker + Diuretikum

Candesartan + Hydrochlorothiazid

Art. Hypertonie: 1 x 8-16 + 12.5 mg p.o.; **DANI** GFR > 30: 100%; < 30: KI; **DALI** KI bei schwerer Leberfunktionsstörung

Eprosartan + Hydrochlorothiazid

Art. Hypertonie: 1 x 600 + 12.5 mg p.o.; **DANI** GFR > 30: 100%; < 30: KI

Irbesartan + Hydrochlorothiazid

Art. Hypertonie: 1 x 150-300 +12.5-25 mg p.o.; **DANI** GFR > 30: 100%; < 30: KI; **DALI** KI b. schwerer Leberfunktionsstörung

Losartan + Hydrochlorothiazid

Art. Hypertonie: 1 x 50 + 12.5-25 mg p.o.; ggf. steigern bis max. 1 x 100+25 mg; **DANI** GFR > 30: 100%; < 30: KI

Olmesartan + Hydrochlorothiazid

Art. Hypertonie: 1 x 20 + 12.5-25 mg p.o.; **DANI** GFR > 30: 100%; < 30: KI; **DALI** Anw. nicht empfohlen

Telmisartan + Hydrochlorothiazid

Art. Hypertonie: 1 x 40-80 + 12.5 mg p.o.; **DANI** GFR > 30: 100%; < 30: KI; **DALI** max. 40+12.5 mg, KI b. schwerer Leberfunktionsstörung

Valsartan + Hydrochlorothiazid

Art. Hypertonie: 1 x 80-320 + 12.5-25 mg p.o.; ggf. steigern auf max. 320+25 mg/d; **DANI** GFR > 30: 100%; < 30: KI

11.3.6 Angiotensin-II-Blocker + Kalziumantagonist

Valsartan + Amlodipin

Art. Hypertonie: 1 x 5-10 + 80-160 mg p.o.; **DANI** GFR < 30, HD: KI; **DALI** schwere LI, billiäre Leberzirrhose, Cholestase: KI

11.3.7 Betablocker

Wm/Wi: komp. Betarezept.-Hemmung ⇒ neg. ino-/chronotrop ⇒ HZV ↓, kardialer O$_2$-Verbrauch ↓, Reninsekr.↓; in hohen Dosen: unspezif., membranstabilisierende, chinidin-artige Wirkung
UW: AV-Block, HF↓, Hypotonie, Herzinsuff.↑, Broncho-, periph. Vasokonstriktion, Insulinsekretion↓, Glykogenolyse↓, Maskierung von Hypoglykämiesymptomen, Potenzstörung
KI: dekomp. Herzinsuff., HF↓, AV-Block II°-III°, SA-Block, Sick Sinus, kardiogener Schock, Hypotonie, Asthma bronch., Hypothyreose, Cave in SS/SZ
Ink: Amiodaron, Epinephrin (Adrenalin), Verapamil; **Ink** (Sotalol): Moxifloxacin

	β$_1$	ISA
Acebutolol	+	+
Art. Hypert.: ini 1 x 200 mg p.o., je n. Wi steigern bis 1 x 400-800 mg; **KHK:** 1 x 400-800 mg p.o.; **tachyk. HRST.:** 2-3 x 200 mg p.o.; 12.5-25 mg i.v.; **DANI** GFR 10-30: 50%; < 10: 25%; **DALI** Dosisreduktion		
Atenolol	+	0
Hyperkinetisches Herzsyndrom: 1 x 25 mg p.o.; **art. Hypertonie, KHK, supra-ventr. u. ventr. Arrhythmien:** 1 x 50-100 mg p.o.; 2.5-5 mg langsam i.v. oder 0.05-0.15 mg/kg über 30-60min i.v.; **DANI** GFR 10-30: 50%; < 10: 25%		
Betaxolol	+	0
Art. Hypert.: 1 x 10-20 mg p.o.; **DANI** GFR > 30: 100%; < 30: max.10 mg/d		
Bisoprolol	+	0
Art. Hypertonie, KHK: 1 x 2.5-10 mg p.o.; **Herzinsuffizienz:** ini 1 x 1.25 mg, je n. Verträglichkeit steigern um 1.25-2.5 mg/W. bis 10 mg/d; **DANI** GFR < 20: max. 10 mg/d; **DALI** max. 10 mg/d		
Bupranolol	0	0
Art. Hypertonie, KHK: 1 x 50-100 mg p.o.; max. 400 mg/d		
Carteolol	0	+
Art. Hypertonie, KHK, hyperkin. Herzsyndrom: 1 x 2.5-10 mg p.o.; **DANI** 50		
Carvedilol	0	0
Art. Hypert.: 1 x 12.5-25 mg p.o.; **KHK:** 2 x 12.5-50 mg; **Herzinsuffizienz:** ini 2 x 3.125 mg, je n. Verträgl. alle 2 W. steigern um 3.125-12.5 mg; bis 85kg: max. 2 x 25 mg; > 85kg: max. 2 x 50 mg; **DANI** nicht erforderl		
Celiprolol	+	+
Art. Hypert., KHK: 1 x 200-400 mg p.o.; **DANI** GFR < 10: 1 x 100 mg		
Esmolol	+	0
Supraventrikuläre Tachykardie: ini 500µg/kg i.v. über 1min, dann 50µg/kg/min, max. 200µg/kg/min; **DANI:** GFR 30-60: Anwendung für max 4h; < 30: KI; **DALI** KI bei schwerer Leberfunktionsstörung		

	β_1	ISA
Metoprololsuccinat	+	0
Art. Hypertonie, KHK, tachyk. HRST, hyperkinet. Herzsyndrom: 1 x 47.5-190 mg p.o.; **Herzinsuffizienz:** ini 1 x 23.75 mg, n. Verträgl. Dosis alle 2 W. verdoppeln bis max. 1 x 190 mg **Migräne-Pro.:**1 x 95 mg p.o.		
Metoprololtartrat	+	0
Art. Hypertonie, KHK, tachykarde HRST, hyperkinet. Herzsyndrom: 1-2 x 50-100 mg p.o.; 1 x 100-200 mg (ret.); 5-10 mg langs. i.v., max. 20 mg i.v.; **Migräne-Pro.:** 1-2 x 50-100 mg p.o.; 1 x 100-200 mg (ret.); **DANI** nicht erforderl.		
Nebivolol	+	0
Art. Hypertonie: 1 x 5 mg p.o.; **chron. Herzinsuffizienz bei > 70J.:** ini 1.25 mg, max. 10 mg/d; **DANI** ini 2.5 mg; **DALI** K		
Oxprenolol	0	+
Hyperkin. Herzsyndr.: 1-2 x 40 mg p.o.; **tachykarde HRST:** 2-3 x 20-80 mg; **art. Hypertonie, KHK:** 2 x 80-160 mg; 1 x 160-320 mg (ret.); **DANI** nicht erforderlich		
Penbutolol	0	+
Art. Hypertonie: 1 x 40-80 mg p.o.; **hyperkinet. Herzsyndrom, KHK, tachykarde HRST:** 20-80 mg/d in 1-2 Einzelgaben		
Pindolol	0	+
Art. Hypertonie: 3 x 5-10 mg p.o.; **KHK:** 3 x 5 mg p.o.; 1 x 15 mg; **tachyk. HRST:** 3 x 5-10 mg p.o., 0.2-0.4 mg i.v., max. 2 mg i.v.; **hyperkinetisches Herzsyndrom:** 2-3 x 2.5 mg; **DALI** Dosisreduktion		
Propranolol	0	0
Art. Hypertonie: 2-3 x 40-80 mg p.o.; 2 x 160 mg; 1 x 160-320 mg (ret.); **KHK, tachykarde HRST:** 2-3 x 40-80 mg; 1 x 1 mg langsam i.v., max. 10 mg i.v.; **hyperkinet. Herz-syndr.:** 3 x 10-40 mg; **prim. Angstsyndrom, ess. Tremor, Migräne-Pro.:** 2-3 x 40 mg; **Hyperthyreose:** 3-4 x 10-40 mg; **DANI** nicht erforderlich		
Sotalol	0	0
Supraventrikuläre u. ventrikuläre HRST: ini 2 x 80 mg p.o., je n. Wi steigern bis 2 x 160 mg; 20 mg langs. i.v., evtl. Wdh. n. 20min., max. 1.5 mg/kg i.v.; **DANI** GFR 10-30: 50%; < 10: 25%		
Talinolol	+	0
Art. Hypertonie: ini 1 x 100 mg p.o., je n. Wi steigern bis max. 300 mg; **KHK:** 2 x 50-100 mg; **tachyk. HRST:** 150-300 mg/d p.o.; **hyperkin. Herzsyndrom:** 1-2 x 50 mg p.o.; **DANI** GFR 10-30: 66%; < 10: 50%		

β_1: selektive Hemmung von β_1-Rezeptoren **ISA:** intrinsische sympathomimetische Aktivität = partieller Agonismus und partieller Antagonismus

11.3.8 Betablocker + Diuretikum

Acebutolol + Mefrusid

Art. Hypertonie: ini 1 x 200 + 10 mg, je n. Wi steigern bis 1 x 400 + 20 mg; **DANI** sorgfältige Dosiseinstellung; GFR < 30: KI; **DALI** sorgfältige Dosiseinstellung

Atenolol + Chlortalidon

Art. Hypertonie: 1 x 50-100 + 12.5-25 mg p.o.; **DANI** sorgfältige Dosiseinstellung; GFR < 30: KI; **DALI** KI b. schwerer Leberfunktionsstörung

Bisoprolol + Hydrochlorothiazid

Art. Hypertonie: 1 x 5-10 + 12.5-25 mg p.o.; **DANI** sorgfältige Dosiseinstellung; GFR < 30: KI

Metoprololtartrat + Hydrchlorothiazid

Art. Hypertonie: 1 x 100 + 12.5 mg p.o.; **DANI** sorgfältige Dosiseinstellung; GFR < 30: KI

Metoprololsuccinat + Hydrochlorothiazid

Art. Hypertonie: 1 x 95-190 + 12.5-25 mg p.o.; **DANI** sorgfältige Dosiseinstellung; GFR < 30: KI

Penbutolol + Furosemid

Art. Hypertonie: 1 x 20-40 + 10-20 mg/d, max. 80 + 40 mg/d; **DANI** KI bei terminaler NI

Propranolol + Triamteren + Hydrchlorothiazid

Art. Hypertonie: 1-2 x 80-160 + 25-50 + 12.5-25 mg p.o.; **DANI** sorgfältige Dosiseinstellung; GFR < 30: KI; **DALI** Dosisreduktion

11.3.9 Kalziumantagonisten (Non-Dihydropyridine)

Wm: Hemmung des Ca^{2+}-Einstroms; **Wi:** neg. inotrop, kardialer O_2-Verbrauch ↓, Vasodilatation (v.a. Arteriolen ⇒ Nachlast ↓, Vorlast unbeeinflusst!), negativ chronotrop, AV-Überleitungszeit ↑, AV-Refraktärzeit ↑; **UW:** Blockbilder, HF↓, Herzstillstand, Hypotonie, Knöchelödeme; **KI:** AV-Block II°-III°, SA-Block, HF↓, Sick-Sinus, Cave in SS/SZ **Ink:** Rifampicin; **Ink** (Diltiazem): CSE-Hemmer , Lithium; **Ink** (Verapamil): β-Blocker, CSE-Hemmer, Chinin, Dantrolen, Lithium, stabil.Muskelrelaxantien, Theophyllin

Diltiazem

Art. Hypert., KHK: 3 x 60-90 mg; 2 x 90-180 mg (ret.); 1 x 240 mg (ret.) p.o.; **schwere AP:** 0.3 mg/kg langs. i.v., evtl. Wdh. n. 30 min.; **supraventrikuläre Tachykardie:** 0.1-0.25 mg/kg langs. i.v., ggf. Wdh. n. 30 min; **Vorhofflattern:** 0.1-0.3 mg/kg langs. i.v.; evtl. Wdh. n. 30 min; 2.8-14µg/kg/min i.v.; Perf.(100 mg) = 2 mg/ml ⇒ 6-30 ml/h **Koronarspasmen:** 1-2 mg intrakoronar; **DANI, DALI** ini 120 mg/d

Gallopamil

Art. Hypertonie: 2 x 50 mg; 1 x 100 mg (ret.) p.o., max. 200 mg/d; **supraventr. Tachykardie:** 2-3 x 25-50 mg p.o.; **KHK:** 2-3 x 25-50 mg; 2 x 100 mg (ret.) p.o.; **DANI** KI bei schwerer NI; **DALI** 25%, KI bei schwerer Leberfunktionsstörung

Verapamil

Art. Hypertonie, KHK, supraventr. Tachykardie: 3 x 80-120 mg; 2 x 120-240 mg (ret.) p.o.; 5 mg langs. i.v., dann 5-10 mg/h, max. 100 mg/d; Perf. (100 mg) = 2 mg/ml $\Rightarrow$ 2-5 ml/h; **Ki.** 6-14J.: 80-360 mg/d; < 6J.: 80-120 mg/d; **DALI** 2-3 x 40 mg

11.3.10 Kalziumantagonisten (Dihydropyridine)

Wm/Wi: Hemmung des Ca^{2+}-Einstroms $\Rightarrow$ neg. inotrop, kardialer O_2-Verbrauch $\downarrow$, Vaso-dilatation v.a. der Arteriolen $\Rightarrow$ Nachlast $\downarrow$, Vorlast unbeeinflusst!
UW: Hypotonie, Flush, reflektorische Tachykardie, Knöchelödeme, Kopfschmerzen, BB-Veränderungen, Gingivahyperplasie;
KI: Schock, Hypotonie, höhergradige Aortenstenose, Herzinsuffizienz (NYHA III-IV), SS/SZ;
Ink (Felodipin, Nisoldipin): Grapefruitsaft

Amlodipin

Art. Hypertonie, chron. stabile AP: 1 x 5-10 mg p.o.; **DANI** nicht erforderlich
DALI KI b. schwerer Leberfunktionsstörung

Felodipin

Art. Hypertonie: ini 1 x 2.5-5 mg; Erh.Dos. 1 x 5-10 mg (ret.) p.o.; **DANI** nicht erforderl.; **DALI** sorgfältige Dosiseinstellung

Isradipin

Art. Hypertonie: 2 x 2.5-5 mg; 1 x 5-10 mg (ret.) p.o.; **DANI** GFR > 30: ini 50%; < 30: nicht empfohlen; **DALI** KI

Lercanidipin

Art. Hypertonie: 1 x 10-20 mg p.o.; **DANI** GFR > 10: 100%; < 10: nicht empfohlen; **DALI** KI bei schwerer Leberfunktionsstörung

Manidipin

Art. Hypertonie: ini 1 x 10 mg p.o., nach 4 W. je nach Wi 1 x 20 mg; **DANI** GFR < 10: KI; **DALI** max. 10 mg/d

Nicardipin

Art. Hypertonie, chron. stabile AP: 3 x 20-30 mg, max. 3 x 30 mg p.o.; **DANI** GFR 15-60: ini 2 x 20 mg, max. 3 x 20 mg; < 15: nicht empfohlen; **DALI** ini 2 x 20 mg, max. 2 x 30 mg

Nifedipin

Art. Hypertonie, KHK: 3 x 10-20 mg p.o.; 1 x 30-60 mg (ret.), 2 x 20 mg (ret.); max. 60 mg/d p.o.; 0.63-1.25 mg/h i.v.; Perf. (5 mg) = 0.1 mg/ml $\Rightarrow$ min. 1-5: 60-120 ml/h, dann 6-12 ml/h; **hypertensive Krise:** 10 mg p.o. (Kps. zerbeißen), evtl. Wdh. n. 30min; **Raynaud-Syndrom:** 3 x 10-20 mg p.o.; **DANI** nicht erforderlich; **DALI** sorgfältige Dosiseinstellung

Nilvadipin

Art. Hypertonie: ini 1 x 8 mg p.o., je nach Wi steigern bis 1 x 16 mg; **DANI** nicht erforderlich; **DALI** max. 8 mg/d

Nisoldipin

Art. Hypertonie: 2 x 5-10 mg, max. 2 x 20 mg p.o.; 1 x 10-40 mg (ret.); **chronisch stabile AP:** 2 x 5-10 mg, max. 2 x 20 mg p.o.; **DANI** nicht erforderl.; **DALI** KI b. schwerer Leberfunktionsstörung

Nitrendipin

Art. Hypertonie: 1-2 x 10-20 mg p.o.; **hypertensive Krise:** 5 mg subl., evtl. Wdh. nach 30 min.; **DANI** nicht erforderlich; **DALI** ini 10 mg/d, häufige RR-Kontrolle

11.3.11 Kalziumantagonisten + Diuretikum

Nifedipin + Mefrusid

Art. Hypertonie: 1-2 x 20-40 +12.5-25 mg p.o.; **DANI** GFR > 30: 100%; < 30: KI; **DALI** ggf. Dosisreduktion

Verapamil + Hydrochlorothiazid

Art. Hypertonie: 1 x 240 + 12.5 mg p;o; **DANI** GFR < 30: KI

Verapamil + Hydrochlorothiazid + Triamteren

Art. Hypertonie: 1-2 x 160 + 25 + 50 mg p.o.; **DANI** GFR 50-75: max. 50 mg Triamteren; 30-50: max. 25 mg Triamteren; < 30: KI; **DALI** sorgfältige Dosiseinstellung

11.3.12 Kalziumantagonisten + Betablocker

Felodipin + Metoprololsuccinat

Art. Hypertonie: 1 x 5-10 + 47.5-95 mg p.o.; **DANI** nicht erforderlich; **DALI** KI bei schwerer Leberfunktionsstörung

Nifedipin + Acebutolol

Art. Hypertonie: 1 x 10 + 100 mg, max. 2 x 20 + 200 mg p.o.; **chron. stabile AP:** 2 x 10 + 100 mg, max. 2 x 20 + 200 mg p.o.; **DANI/DALI** sorgfältige Dosiseinstellung

Nifedipin + Atenolol

Art. HT: 1 x 10-20 (ret.) + 25-50 mg p.o.; **DANI** GFR > 30: 100%; < 30: nicht empfohlen

Nifedipin + Metoprololtartrat

Art. Hypertonie: 1-2 x 15 + 50 mg p.o.; **chron. stabile AP:** 2 x 15 + 50 mg; **DANI** GFR < 30: nicht empfohlen; **DALI** KI b. schwerer LI

11.3.13 Kalziumantagonisten + ACE-Hemmer

Felodipin + Ramipril

Art. Hypertonie: 1 x 2.5-5 + 2.5-5 mg p.o.; **DANI** GFR 20-60: s. Einzelsubstanz; < 20: KI; **DALI** s. Einzelsubstanzen

Nitrendipin + Enalapril

Art. Hypertonie: 1 x 20 + 10 mg p.o.; **DANI** GFR < 10, HD: KI; **DALI** KI b. schwerer Leberfunktionsstörung

Verapamil + Trandolapril

Art. Hypertonie: 1 x 180-240 + 2-4 mg p.o.; **DANI** GFR < 10: KI; **DALI** b. schwerer LI Anw. nicht empfohlen, KI bei Leberzirrhose mit Aszites

11.4 Diuretika

11.4.1 Schleifendiuretika

Wm: ↓ Rückresorp. v. Na^+, Cl^-, K^+, H_2O, v. a. im aufsteig. Teil d. Henle-Schleife
Wi: Exkret. v. Na^+, Cl^-, K^+, H_2O, Ca^{2+}, mg^{2+} ↑
UW: K^+↓, Ca^{2+}↓, RR↓, Hyperurikämie, Thrombose, rev. Hörverlust
KI: schwere K^+↓, Hypovolämie, Anurie, hep. Koma, strenge Indikationsstellung in SS/SZ
Ink: Aminoglykoside, Cisplatin

Bumetanid

Ödeme: ini 1 x 0.5-2 mg p.o., evtl. alle 4-6h um 1 mg steigern; **Erh.Dos.** 0.5-1 mg; max. 15 mg/d bzw. 5 mg Einzeldosis; **DANI** nicht erforderlich; **DALI** KI bei Präkoma/Coma hepaticum

Furosemid

Ödeme, Aszites, art. Hypertonie: 1-2 x 20-40 mg p.o.; 1 x 60 mg (ret.) p.o.; 20-40 mg i.v., Wdh. je nach Diurese; **Ki.:** 1-2 mg/kg/d, max. 40 mg/Tag p.o., 0.5 mg/kg/d i.v.;
Oligurie bei terminaler Niereninsuff.: 250-1000 mg/d p.o.; ini 100-200 mg i.v., je nach Diurese bis 1000 mg/d; **akutes Nierenversagen:** ini 40 mg i.v., je n. Diurese 50-100 mg/h, max. 1500 mg/d; **DANI** nicht erforderlich, s.a. Fachinformation

Piretanid

Ödeme: ini 1 x 6 mg po, Erh.Dos. 1 x 3-6 mg; **art. Hypert.:** ini 2 x 6 mg (ret.), n. 2-4 W. 1 x 6 mg (ret.) p.o.; **DANI** Dosisreduktion; **DALI** KI bei Coma hepaticum

Torasemid

Art. Hypertonie: 1 x 2.5-5 mg p.o.; **kardiale Ödeme:** 1 x 5 mg p.o., je n. Wi bis 20 mg/d steigern; 10 mg i.v., max. 40 mg/d; **Oligurie bei term. Niereninsuff:** ini 50 mg, je nach Diurese bis 200 mg/d p.o./i.v.; **DANI** nicht erforderlich, s.a. Fachinformation

11.4.2 Benzothiadiazine und Analoga

Wm: Hemmung der Rückresorption von Na^+, Cl^- und H_2O im distalen Tubulus, vermehrte Sekretion von K^+
Wi: Ausscheidung von Na^+, Cl^-, H_2O und K^+ ↑; Exkretion von Ca^{2+} und PO_4^{3-} ↓
UW: Hypokaliämie, Hyperkalzämie, Hyperurikämie, Thrombose, Anämie, Hyperglykämie
KI: Hypokaliämie, Hypovolämie, Niereninsuffizienz, Sulfonamidüberempfindlichkeit, Coma hepaticum, SS/SZ

Bemetizid nur in Kombination mit anderen Diuretika

Bendroflumethiazid nur in Kombination mit anderen Diuretika

Butizid nur in Kombination mit anderen Diuretika

Chlortalidon

Ödeme, Herzinsuffizienz: ini 1 x 50-100 mg, max. 200 mg p.o., Erh.Dos. 1 x 25-50 mg; **art. Hypertonie:** ini 1 x 12.5-50 mg, Erh.Dos. alle 2d 25-50 mg; **ren. Diabetes insipidus:** ini 2 x 100 mg, Erh.Dos. 1 x 50 mg; **DANI** GFR > 30: 100%; < 30: KI; **DALI** KI bei Coma hepaticum

Clopamid nur in Kombination mit anderen Diuretika

Hydrochlorothiazid

Ödeme: ini 1 x 25-50 mg p.o., Erh.Dos. 1 x 25-100 mg; **art. Hypertonie:** 1 x 12.5-25 mg; **DANI** GFR > 30: 100%; < 30: KI; **DALI** KI bei Coma hepaticum

Indapamid

Art. Hypertonie: 1 x 2.5 mg p.o.; **ret.:** 1 x1.5 mg; **DANI** GFR > 30: 100%; < 30: KI; **DALI** KI bei Coma hepaticum

Mefrusid nur in Kombination mit anderen Diuretika

Xipamid

Ödeme: 1 x 10-40 mg p.o., max. 2 x 40 mg; **art. Hypertonie:** 1 x 10-20 mg; **DANI** GFR > 30: 100%; < 30: KI; **DALI** Dosis anpassen, KI b. schwerer Leberfunktionsstörung

11.4.3 Kaliumsparende Diuretika

Wm: Hemmung der Rückresorption von Na^+, Cl^- und H_2O sowie Hemmung der K^+-Sekretion im distalen Tubulus; **Wi:** vermehrte Ausscheidung von Na^+, Cl^- und H_2O, K^+-Ausscheidung ↓ **UW:** Hyperkaliämie, metabolische Azidose, megaloblastäre Anämie **KI:** Hyperkaliämie, Niereninsuffizienz, SS/SZ; **Ink** (Amilorid): Chinin

Amilorid (nur in Komb. m. a. Diuretika)

Triamteren (nur in Komb. m. a. Diuretika)

11.4.4 Aldosteronantagonisten

Wm: kompetitive Blockade des Aldosteronrezeptors im spätdistalen Tubulus
Wi: Ausscheidung von Na^+, Cl^- und H_2O ↑; K^+-Ausscheidung ↓
UW (Eplerenon): Eosinophilie, Hyperkaliämie, Dehydrierung, Hypercholesterinämie, Hypertriglyceridämie, Hyponatriämie, Schlaflosigkeit, Benommenheit, Kopfschmerz, Vorhofflimmern, MI, Linksherzinsuff., Hypotonie, Beinarterienthrombose, Pharyngitis, Durchfall, Übelkeit, Blähungen, Erbrechen, Juckreiz, Schwitzen ↑, Rückenschmerzen, Beinkrämpfe, Nierenfunktionsstrg., Kreatinin ↑, Harnsäure ↑, Kraftlosigkeit, Unwohlsein, Pyelonephritis
UW (Spironolacton): Hyperkaliämie, Gynäkomastie, Kopfschmerzen, Schläfrigkeit, Ataxie, Verwirrtheit, Impotenz, Amenorrhoe, Hirsutismus, Stimm-, Hautveränderungen, Harnsäure ↑
KI (Eplerenon): Kalium > 5,0 mmol/l b. Behandlungsbeginn, Niereninsuff.
GFR < 50, Leberinsuff. Child C, Komb. m. kaliumsparenden Diuretika, starken CYP3A4-Hemmern (Itraconazol, Ketoconazol, Ritonavir, Nelfinavir, Clarithromycin, Telithromycin)
KI: Niereninsuff GFR < 30; Anurie, akutes Nierenversagen, Hyperkaliämie, SS/SZ

Eplerenon

Herzinsuffizienz mit linksventr. Dysfunktion nach Myokardinfarkt: ini 1 x 25 mg p.o., innerhalb v. 4 W. auf 1 x 50 mg steigern; **DANI** GFR < 50: KI; **DALI** Child C: KI

Kaliumcanrenoat

Prim., sek. Hyperaldosteron.: 1-2 x 200 mg i.v., max. 800 mg/d; **Ki.:** ini 4-5 mg/kg i.v., dann 2-3 mg/kg; **Säugl.:** ini 2-3 mg/kg i.v., dann max. 1.5-2 mg/kg/d; **DANI** GFR 30-60: sorgfältige Dosiseinstellung; < 30: KI

Spironolacton

Prim., sek. Hyperaldosteron.: ini 100-200, max. 400 mg/d p.o., n. 3-6d 50-100, max. 200 mg/d; **Ki.:** ini 3 mg/kg/d, nach 3-5d 2-3 mg/kg/d; **Säugl.:** ini 2-3 mg/kg/d, nach 3-4d 1.5-2 mg/kg/d; **DANI** GFR 30-60: sorgfältige Dosiseinstellung; < 30: KI

11.4.5 Osmotische Diuretika

Wm: osmotische Bindung von Wasser im Tubuluslumen der Niere;
Wi: vermehrte Wasserausscheidung bei geringer Mehrausscheidung von Elektrolyten
UW: Exsikkose, Hypernatriämie, Volumenbelastung; **KI:** Herzinsuffizienz, Lungenödeme

Mannitol

Beginn. akutes Nierenversagen n. Trauma, Schock: bis 1.5g/kg/d, max. 0.3g/kg/h i.v.;
Hirnödeme : 1.5-2g über 30-60min i.v.; **Ki.:** ini 1 ml/kg über 3-5min, dann 2.5-7.5 ml/kg

Sorbitol

erhöhter Hirndruck: 3-5 x 125 ml über 20 min i.v. (ZVK)

11.4.6 Diuretika-Kombinationen

Amilorid + Bendroflumethiazid

Ödeme, art. Hypertonie: 1-2 x 1 Tbl. p.o.; **Aszites:** 1 x 1 Tbl.; **DANI** GFR < 30: KI;
DALI KI bei Coma hepaticum

Amilorid + Hydrochlorothiazid

Art. Hypertonie: ini 1 x 2.5 + 25 mg p.o., Erh.Dos. 1 x 1.25 + 12.5 mg;
Ödeme: 1 x 2.5-5 + 12.5-25 mg, max. 10 + 100 mg/d; **DANI** GFR < 60: KI ; **DALI** KI bei Coma hepaticum

Amilorid + Furosemid

Ödeme, Aszites, art. Hypertonie: 1-2 x 5 + 40 mg p.o.
DANI GFR 30-60: max. 5 + 40 mg/d; < 30: KI; **DALI** KI bei Coma hepaticum

Triamteren + Hydrochlorothiazid

Art. Hypertonie: ini 1-2 x 50 + 25 mg, Erh.Dos. 1 x 25-50 + 12.5-25 mg p.o.; **Ödeme:** ini 2 x 50-100 + 25-50 mg, Erh.Dos. 1 x 25 + 12.5 mg oder 50 + 25 mg alle 2d; **Herzinsuffizienz:** 1-2 x 50 + 25 mg; **DANI** GFR: 75-100: max. 100 mg Triamteren/d; 50-74: max. 50 mg Triamt./d; 30-49: max. 25 mg Triamt./d; < 30: KI

Triamteren + Furosemid

Ödeme, art. Hypertonie, Herzinsuffizienz: 1-2 x 50 + 40 mg p.o.; 1 x 25-50 + 15-30 mg (ret.); **DANI** GFR 30-60: sorgfältige Dosiseinstellung; < 30: KI

Triamteren + Xipamid

Art. Hypertonie: 1 x 15-30 + 5-10 mg p.o.; **Ödeme:** 1 x 30-60 + 10-20 mg; **DANI** GFR 30-60: sorgfält. Dosiseinst.; < 30: KI; **DALI** KI bei Coma hepaticum

Triamteren + Bemetizid

Ödeme, art. Hypertonie: 1 x 10-50 + 5-25 mg p.o.; **DANI** GFR 30-60: sorgfältige Dosiseinstellung; < 30: KI; **DALI** KI bei Coma hepaticum

Spironolacton + Furosemid

Hyperaldosteronismus mit Ödemen, Aszites: ini 1-4 x 50-100 + 20 mg p.o., nach 3-6d, Erh.Dos. 50-300 + 20-60 mg/d, evtl. nur alle 2-3d; **DANI** GFR 30-60: sorgfältige Dosiseinstellung; < 30: KI; **DALI** KI bei Coma hepaticum

11.5 Lipidsenker

11.5.1 Clofibrinsäurederivate

Wm: Lipoproteinlipase-Aktivität ↑ ; **Wi:** Triglyceride ↓, LDL ↓, HDL ↑
UW: Myalgien, Rhabdomyolyse, Nausea, Erbrechen, Transaminasen ↑, Cholelithiasis, ventrikuläre HRST, BB-Veränderungen;
KI: SS/SZ, primäre biliäre Zirrhose; Anwendungsbeschränkung bei Kindern
Ink: Cumarine; **Ink:** (Gemfibrozil): CSE-Hemmer

Bezafibrat

Prim., sek. Hyperlipoproteinämien: 3 x 200 mg p.o.; 1 x 400 mg (ret.); **DANI** GFR: > 60: 100%; 40-60: 2 x 200 mg; 15-40: 200 mg alle 1-2d; < 15: KI; HD: KI; **DALI** KI

Etofyllinclofibrat

Prim., sek. Hyperlipoproteinämien: 1 x 500 mg abends p.o.; bis zu 1g/d mgl.; **DANI** Krea (mg/dl) 1.6-2.5: max. 500 mg/d; 2.6-6: 500 mg alle 2d; > 6: KI; **DALI** KI

Etofibrat

Prim., sek. Hyperlipoproteinämien: 1 x 500 mg, max. 1000 mg (ret.) p.o.
DANI Krea (mg/dl): 1.6-2.5: max. 500 mg/d; 2.5-6: 500 mg alle 2d; > 6: KI; **DALI** KI

Fenofibrat

Prim., sek. Hyperlipoproteinämien: 3 x 100 mg p.o.; 1 x 160-200 mg; 1 x 250 mg (ret.); **DANI** Krea (mg/dl) > 2: 1 x 100 mg/d; HD: 100 mg alle 2d; Krea (mg/dl) > 6: KI; **DALI** KI

Gemfibrozil

Prim., sek. Hyperlipoproteinämie: 1 x 900 mg p.o.; 2 x 600 mg; **DANI** GRF 50-80: ini 900 mg/d; KI bei schwerer Niereninsuff.; **DALI** KI

11.5.2   CSE-Hemmer (Statine)

Wm: kompetitive Hemmung d. HMG-CoA-Reduktase (= Cholesterol-Synthese-Enzym=CSE)
Wi: intrazelluläre Cholesterinsynthes ↓, LDL↓, HDL↑
UW: Hautreaktionen, Myopathie, Vaskulitis, Kopfschmerzen, Bauchschmerzen,
Transaminasen↑, Schlafstörungen
KI: SS/SZ, Lebererkrankungen., Cholestase, Myopathie
Ink: Azole, Ciclosporin, Diltiazem, Gemfibrozil, Grapefruitsaft, Makrolide, Nikotinsäure,
Rifabutin, Rifamycin, Verapamil

Atorvastatin

Hypercholesterin-, komb. Hyperlipidämie, Primärprävention kardiovask. Erkrankg.:
ini 1 x 10 mg p.o., je nach Wi steigern auf 1 x 20-40 mg, max. 80mg/d; **DANI** nicht
erforderlich

Fluvastatin

Hypercholesterin-, komb. Hyperlipidämie, KHK nach Herzkatheter: 1 x 20-40 mg p.o.,
max. 2 x 40 mg od. 1 x 80 mg (ret.); **DANI** nicht erforderlich

Lovastatin

Hypercholesterin-, komb. Hyperlipidämie: 1 x 20-40 mg p.o.; max. 80 mg/d; **DANI**
GFR: > 30: 100%; < 30: 20 mg/d; **DALI** KI

Pravastatin

Hypercholesterin-, komb. Hyperlipidämie: 1 x 10-40 mg p.o.; **Ki 8-13J.:** max.1 x 20 mg;
DANI nicht erforderlich

Simvastatin

Hypercholesterin-, komb. Hyperlipidämie, KHK: ini 1 x 10-20 mg, je n. Wi alle 4 W.
steigern bis max. 80 mg/d; **DANI** GFR > 30: 100% < 30: 10 mg/d

11.5.3   Gallensäurenkomplexbildner

Wm/Wi: Bindung v. Gallensäuren im Darm ⇒ Unterbrechung des enterohep. Kreislaufs der
Gallensäuren ⇒ Gallensäureprod. aus Cholesterin ↑ ⇒ Cholesterin i.S. ↓; LDL-Rezeptor-
aktivität ↑ ⇒ LDL-Aufnahme der Leber ↑ ⇒ Cholesterin i.S. ↓:
UW (Cholestyramin): Obstipation, Völlegefühl, Nausea, Diarrhoe, Resorptionsstrg. (Med.,
lipoph. Vit.)
UW (Colesevelam): Dyspepsie, Obstipation, Myalgie;
KI (Cholestyramin): Gallengangsverschluß;
KI (Colesevelam): bel. Überempfindlichkeit, Darmverschluß, Gallengangsobstruktion

Colestyramin

Hypercholesterinämie, Pruritus b. Ikterus: 3 x 4-8g p.o.;
chologene Diarrhoe: 3 x 4g p.o.; **Ki.** kg x Erw.-Dosis/70kg

Colesevelam

Hypercholesterinämie: 4–6 Tbl./d; max. 3 x 2 Tbl.

11.5.4 Nikotinsäurederivate, Cholesterinsenker, Omega-3-Fettsäuren

Wm/Wi (Ezetimib): selektive Hemmung der intestinalen Cholesterinresorption
Wm/Wi (Nicotinsäure): Blockade der Triglyceridlipase, Lipoproteinlipaseaktivität↑ ⇒ Triglyceride↓, Cholesterin↓; **Wm/Wi** (Nicotinsäure + Laropiprant): Blockade der Triglyceridlipase, Lipoproteinlipaseaktivität↑ ⇒ Triglyceride↓, Cholesterin↓, selektive Hemmung von DP_1 Prostaglandinrezeptoren; **UW** (Ezetimib): Kopfschmerzen, Bauchschmerzen, Diarrhoe; bei Komb. mit CSE-Hemmer auch Transaminasen↑, Myalgie;
UW (Nicotinsäure): Flush, Juckreiz, Hautausschlag, Diarrhoe, Übelkeit, Erbrechen, Bauchschmerzen, Dyspepsie; **UW** (Nicotinsäure + Laropiprant): Flush, Juckreiz, Ausschlag, Hitzegefühl, Diarrhoe, Übelkeit, Erbrechen, Bauchschmerzen, Dyspepsie, Schwindel, Kopfschmerzen, Parästhesien, ALT↑ und/oder AST↑
KI (Ezetimib): SS/SZ; **KI** (Nicotinsäure, Nicotinsäure + Laropiprant): bek. Überempf., Leberfunktionsstörungen, akutes Magenulkus, arterielle Blutungen

Ezetimib

Prim. Hypercholesterinämie, homozygote familiäre H., homozygote Sitosterinämie:
1 x 10 mg p.o. allein oder in Komb. mit CSE-Hemmer; **DANI** nicht erforderlich
DALI Child-Pugh 5-6: nicht erforderl.; > 7: KI

Ezetimib + Simvastatin

Prim. Hypercholesterinämie: 1 x 10+10 - 10+80 mg p.o.; **homozygote familiäre H.:**
1 x 10+40 - 10+80 mg p.o.; **DANI** GFR < 30: sorgfältige Dosisanpassung; **DALI** Child-Pugh 5-6: nicht erforderlich; > 7: KI

Inositolnicotinat

Prim., sek. Hyperlipoproteinämien: 3 x 800 mg p.o.; max. 4 x 800 mg

Nicotinsäure

Prim. Hypercholesterinämie, komb. Hyperlipidämie: W.1: 375 mg p.o.; W. 2: 500 mg; W. 3: 750 mg; W. 4-7: 1g, Erh.Dos. 1-2g/d, Komb. mit CSE-Hemmern; **DANI** sorgfältige Dosisanpassung

Nicotinsäure + Laropiprant

Prim. Hypercholesterinämie, komb. Hyperlipidämie: W.1 - 4: 1000mg/20mg /d, Erh.Dos. 2000mg/40 mg /d, Komb. mit CSE-Hemmern; **DANI** sorgfältige Dosisanpassung

Omega-3-Säurenethylester

Pro. nach Herzinfarkt: 1g/d; **Hypertriglyceridämie:** 2g/d p.o., ggf. steigern bis 4g/d

11.6 Thrombozytenaggregationshemmer

Wm (ASS): Hem mg. der Cyclooxygenase ⇒ ↓Synthese von Thromboxan A2 (= Aggregationsaktivator von Thromboz.) u. von Prostacyclin (= Aggregationsinhibitor im Endothel); **Wm** (Clopidogrel, Ticlopidin): Blockade des ADP-Rezeptors am Thromboz.; **Wm** (Dipyridamol): Hemmung der Phosphodiesterase ⇒ aggregationshemmendes cAMP in Thrombos↑;
UW (ASS): Ulkus, allerg. Hautreakt., Schwindel, Tinnitus, Sehstrg., Nausea, Bronchospasmus, Alkalose, Azidose;
UW (Clopidogrel): Bauchschmerzen, Dyspepsie, Durchfall, Übelkeit, Exanthem, Juckreiz, Kopfschmerzen, Schwindel, Parästhesien, Blutungen, Thrombopenie;
UW (Ticlopidin): Agranulozytose, Panzytopenie, allerg. Hautreaktion;
KI (Abciximab, Tirofiban): zerebrovask. Kompl. i.d. letzten 2 J, OP/Trauma i.d. letzten 2 Mo., Thrombopenie, Vaskulitis, Aneurysma, AV-Fehlbildungen, hypertens./diabet. Retinopathie;
KI (ASS): Ulzera, hämorrh. Diathese, Anwendungsbeschränkung, SS/SZ, Kinder;
KI (Clopidogrel): schwere Leberfunktionsstörg. akute Blutung, SS/SZ;
KI (Ticlopidin): BB-Veränderung, SS/SZ;
Ink (ASS): Antazida, Probenecid; **Ink** (Ticlopidin): Theophyllin

Acetylsalicylsäure (ASS)

Instabile AP, akuter MI: 1 x 75-300 mg p.o.; **Sekundär-Pro. KHK, PAVK, zerebrale Ischämie, TIA:** 1 x 30-300 mg p.o.;

Cilostazol

AVK: 2 x 100 mg p.o.; **DANI:** GFR > 25: 100%; < 25: KI; **DALI:** KI b. mittelschwerer bis schwerer LI

Clopidogrel

Sekundär-Pro. KHK, AVK, zerebrale Ischämie, TIA: 1 x 75 mg p.o.; **akutes Koronarsyndrom ohne ST-Hebung:** ini 300 mg p.o., dann 1 x 75 mg, Komb. mit ASS; **DALI** KI bei schwerer Leberfunktionsstörung

Dipyridamol + ASS

Sekundär-Pro. nach TIA, zerebraler Ischämie: 2 x 1 Kps. p.o.

Ticlopidin

Sekundär-Pro. nach TIA, PRIND, zerebraler Ischämie: 2 x 250 mg p.o.

11.7 Rauchentwöhnungsmittel

Wm/Wi (Bupropion): Hemmg. des Katecholamin-Reuptakes im Gehirn ⇒ Noradrenalin↑, Dopamin↑ in best. Hirnregionen ⇒ Milderung von Nikotinentzugssymptomen, Rauchdrang↓;
Wm/Wi (Vareniclin): bindet an neuronale nikotinerge Acetylcholinrezept. ⇒ lindert die Symptome des Rauchverlangens/Rauchentzugs;
UW (Bupropion): Fieber, Mundtrockenheit, Übelkeit, Erbrechen, Bauchschmerzen, Obstipation, Schlaflosigkeit, Konzentrationsstrg., Kopfschmerzen, Tachykardie, RR↑, Depression, Ruhelosigkeit, Angst;
UW (Vareniclin): Übelkeit, Erbrechen, Obstipation, Diarrhoe, Magenbeschwerden, Dyspepsie, Flatulenz, Mundtrockenheit, Appetit↑, abnorme Träume, Schlaflosigkeit, Somnolenz, Schwindel, Dysgeusie;
KI (Bupropion): Epilepsie, Anorexie, bipolare Psychose, schwere Leberzirrhose, Kinder und Jugendlichen. < 18 J., SS/SZ;
KI (Vareniclin): bek. Überempfindlichkeit;
Ink (Bupropion): MAO-Hemmer

Bupropion

Raucherentwöhnung: d1-6: 1 x 150 mg p.o., dann 2 x 150 mg; **DALI** 150 mg/d, KI bei schwerer Leberinsuffizienz

Vareniclin

Raucherentwöhnung: d1–3: 1 x 0.5 mg p.o.; d4-7: 2 x 0.5 mg; ab d8: 2 x 1 mg, Th-Dauer 12W.; **DANI** GFR > 30: 100%; < 30: max. 1 mg/d; bei term. NI Anw. nicht empfohlen; **DALI** nicht erforderlich

12 DRG-Kodierung des Diabetes mellitus (ICD, OPS)

Für die DRG-Gruppierung ist die richtige Kodierung des Diabetes mellitus sowohl als Neben- (ND) als auch als Hauptdiagnose (HD) wichtig, da der Diabetes zu den potentiell schweregradsteigernden Diagnosen zählt. Außerdem sind einzelne diabetestypische OPS-Codes direkt erlösrelevant.

12.1 Diabetes mellitus als Nebendiagnose

Etwa 30% aller stationären Patienten weisen einen Diabetes mellitus als HD oder ND auf. Bei Diabetes als ND sollte die 5. Stelle .1 (entgleister Diabetes mellitus) ebenso richtig kodiert werden, wie das Vorliegen von Manifestationen/Komplikationen des Diabetes.

Cave:
Um die vierte Stelle, Diabetes mit einer oder mehreren Manifestationen/Komplikationen des Diabetes, kodieren zu können, reicht das rein anamnestisch bekannte Vorliegen (s.u.) einer/mehrerer Manifestationen/Komplikationen aus (s. DKR 0401h Beispiel 6), auch wenn dafür kein Ressourcenverbrauch vorliegt!

12.2 Diabetes mellitus als Hauptdiagnose

Cave:
- Um die vierte Stelle .6 oder .7 zu vergeben, reicht es aus, wenn eine Komplikation/Manifestation anamnestisch belegt bzw. diagnostiziert ist, auch ohne dass sie die Definition von „Nebendiagnose" erfüllt (s. DKR 0401h, Bsp. 2)
- Als Komplikation/Manifestation kann kodiert werden, was im alphabetischen Index unter "Diabetes, diabetisch" bei E10-14.-- verzeichnet ist; der alph. Index nennt eine Reihe von nicht im ICD-10-GM explizit genannten Komplikationen/ Manifestationen, insbesondere: Erektile Dysfunktion/Diabetes mit Sexualstörung (.4), Dysregulativer bzw. labiler Diabetes mellitus (.8), Diabetes mellitus mit Infektionen (.6), mit Abszess (.6), mit Pruritus (.6), mit Ulcus cruris (.5), mit Gastroparese (.4) usw.

12.2.1   Somit sind nach ICD–10 und alphabetischem Index die
folgenden vierten Stellen zu benutzen

Diabetes mit hyperglykämischem Koma (.0)
Diabetes mit Azidose/Ketoazidose ohne Koma (.1)
• E87.2 Azidose
Diabetes mellit. mit Nierenkompl. (.2)
Diabetes mellit. mit Augenkompl. (.3)
Diabetes mellit. (.4 = mit neurolog. Kompl.): mit Sexualstörung (s. alphabet. Index,
aber ohne *-Code), **mit Gastroparese**
• N48.4   Erektile Dysfunktion/Impotenz organischen Ursprungs
• G99.0   Fehlende vaginale Lubrikation
• G99.0   Gastroparese, diabetisch (s. alphabet. Index ICD!)
**Diabetes mellit. mit peripher vaskulären Kompl. (.5): mit Ulkus, mit Ulkus cruris,
mit Atherosklerose** (s. alphabet. Index)
• L89.xx   Ulcus
• L97   Ulcus cruris (.5)
• I70.24   Atherosklerose der Extremitätenarterien, Becken-Bein-Typ, mit Gangrän
• I79.2   Durchblutungsstörungen (explizit im alphabet. Index)/periphere
            Angiopathie

**Diabetes mellit. mit sonst. näher bez. Kompl. (.6): mit Pruritus, Hypoglykamie,
Abszess, Arthropathie, Infektion/Entzündung etc.**
• L99.8   Pruritus (v.a. After, Scham, Leiste, Fuß)
• E16.0   Rezidiv. insulinbedingte Hypoglykämien
• L02.x   Hautabszess, Furunkel, Karbunkel
• A46   Erysipel
• M14.6*   Diabetische Arthropathie/Cheiropathia diabetica (Gelenkeinsteifung
            z.B. frozen shoulder/Madonnenhand/Ellbogen/Finger)
• M14.6   Charcot-Fuß
• K05.x   Diabet. Parodontopathie (Parodontitis/-tose, Gingivitis)
• N77.8*   Vulvitis diabetica (explizit im alphabet. Index aufgeführt)
• K77.8*   Steatose, Fettleber bei andernorts klassif. Erkrk./diabet. Fettleber
• L99.8*   Nekrobiose lipoid, diabet. (bräunlichrote Herde, Haut) (s. alphabet. Index)
• L99.8*   Rubeosis diabetica (explizit im alphabet. Index)
Diabetes mellitus mit nicht näher bez. Kompl. (.8)
• E1x.80   Dysregulativer bzw. labiler Diabetes mellitus

12.2.2 Wichtige DRG-relevante Nebendiagnosen bei HD Diabetes mellitus

CCL-relevante Nebendiagnosen 2010

- R63.3 Ernährungsprobleme/unsachgemäße Ernährung (wichtig für Diabetes-/ Ernährungsberatung; auch E46 Energie-/Eiweißmangel kodieren!)
- R56.8 Krämpfe (eigenständ. Symptom bei schweren Hypoglykämien)
- Kodierung I11.0x, I12.0x, I13.2x Hypertensive Herz- u./od. Nierenerkrankung
- E87.6 Hypokaliämie
- Alkoholabusus F10.1 bzw. Abhängigkeit (bzw. F10.x)
- F50.x Essstörungen (Bulimia nervosa usw.)
- Bakterielle Erreger z.B. B95.2, B95.5, B95.6! Multiresistenz-Kodierung über U80.x!, z.B. U80.0!
- N30.x Zystitis
- Sog. **komplizierende ND-Paare** H54.0 Blindheit bds. od. N18.0 Terminale Niereninsuffizienz **und** ND G63.2 Diabetische Polyneuropathie od. H36.0 Retinopathia diab. od. N08.3 Glomeruläre Krankheit bei Diabetes mellitus
- Z99.2 Langzeitdialyse bei Niereninsuffizienz (bleibt 2008)
- Zustand nach Transplantation, Herz, Leber etc., z.B. Z94.1, Z94.4

Wichtige diabetesspezifische OPS-Codes

- 8-984.x   Multimodale Komplexbehandlung bei Diabetes mellitus
- 8-987.xx   Komplexbehandlung bei Besiedelung oder Infektion mit multiresistenten Erregern (MRE)
- 9-500.x   Grundlegende bzw. umfassende Patientenschulung
- 1-797.0   Insulinbasalratenermittlung bzw. Insulinhypoglykämietest bzw. Hungertest
- 9-401.3x   Supportive Therapie
- 9-401.2x   Nachsorgeorganisation
- 9-401.0x   Sozialrechtliche Beratung

12.2.3 Kodierung des diabetischen Fußsyndroms

- **Hauptdiagnose** E1x.74 bzw. E1x.75 bildet das diabetische Fußsyndrom direkt über die Kodierung ab
- zwingend **mindestens eine Prozedur** aus TAB-K01-2, TAB-K13-2, TAB-K09-1 z.B. 5-893.0g bzw. 5-893.1g Wunddebridement, kleinflächig bzw. großflächig am Fuß, Amputation, Knochenresektion, Hauttransplantation, VAC-Therapie, Fliegenmaden etc. **und**
- **mindestens eine Prozedur** (Frührehabilitation od. geriatr. Komplexbehandlung **oder** Endarteriektomien/gefäßchirurg. Eingriff) **oder** multimorbider Patient mit **PCCL > 3**

Um Schweregrad-Level PCCL > 3 für Fuß-DRG K01C zu erreichen, ist zwingend zu beachten:
- Keim(e) kodieren
- Multiresistenz, Isolierung, Keimträgerschaft kodieren
- Fußwunden und bakteriell verursachte Krankheit kodieren über L89.xx-Codes (Dekubitus) od. L03.11 (Phlegmone untere Extremität) od. I70.23 (Atherosklerose der Extremitätenarterien)

12.2.4 Weitere wichtige potenzielle DRG-relevante Fuß-Nebendiagnosen

- M86.27   Subakute Osteomyelitis: Knöchel und Fuß
- T81.x   Komplikationen bei chirurg. Eingriffen u. medizin. Behandlung z.B. T81.4 Infektion nach Eingriff, anderenorts nicht klassifiziert
- T87.4   Infektion des Amputationsstumpfs (CCL = 4)
- T79.3   Posttraumatische Wundinfektion (CCL=4)
- I70.23   Atherosklerose der Extremitätenarterien: Becken-Bein-Typ, mit Ulzeration (CCL = 3)

12.2.5 Weitere wichtige Fuß-OPS-Codes:

- 5-916.a Anlage/Wechsel Vakuumversiegelung unter OP-Bedingungen mit Anästhesie (ändert K01C bei parallel kodierter 5-893x nicht!)
- 8-190.1x Anlage/Wechsel von Vakuumversiegelung ohne OP-Bedingungen und Anästhesie (ändert K01C nicht!)
- Entfernung von Vakuumversiegelung ist als Wunddebridement zu verschlüsseln 5-850ff., 5-869.1ff., 5-893ff. (s. Text OPS 5-916.a)

13 Anhang

13.1 Liste der Abkürzungen

ABI	Ankle Brachial Index	DFS	Diabetisches Fußsyndrom
Amp.	Ampulle	DM	Diabetes mellitus
AZ	Allgemeinzustand	DPP-4-Inhibitoren	Dipeptidylpeptidase-Inhibitoren = Gliptine
BB	Blutbild		
BE	Broteinheit = 10 g Kohlenhydr.	ED	Einzeldosis
BE-Faktor	Menge kurzwirksamen Insulins (in IE), die für eine BE benötigt wird	Erh. Dosis	Erhaltungsdosis
		Erw.	Erwachsene
BG	Blutglukose	GDM	Gestationsdiabetes
BGA	Blutgasanalyse	GFR	Glomeruläre Filtrationsrate
BGAT	Blood Glucose Awareness Training	GIT	Gastrointestinaltrakt
BMI	Body Mass Index	GOT	Glutamat-Oxalazetat-Transaminase
BUT	Basalunterstützte Therapie		
BZ	Blutzucker	GPT	Glutamat-Pyruvat-Transaminase
COPD	Chronisch obstruktive Lungenerkrankung		
		h	Stunden
CRP	C-reaktives Protein	HD	Hämodialyse
CSII	Continuous Subcutaneous Insulin Infusion	HDL	High density lipoprotein
		HRST	Herzrhythmusstörungen
CT	Konventionelle Insulintherapie	Hst	Harnstoff
		i.m.	intramuskulär
d	Tag	i.v.	Intravenös
d.F.	der Fälle	ICT	Intensivierte Insulintherapie
DA	Dosisanpassung	IE	Internationale Einheiten
DALI	Dosisanpassung bei Leberinsuffizienz	IFG	Impared fasting glucose = abnorme Nüchternglukose
DANI	Dosisanpassung bei Niereninsuffizienz	IGT	Impared glucose tolerance = gestörte Glukosetoleranz
DD	Differenzialdiagnose	Ind	Indikation

Inf.	Infektion
ini.	initial
Ink	Inkompatibilität
J.	Jahre
KF	Korrekturfaktor der Blutglukose, die 1 IE Insulin senkt
kg KG	Körpergewicht in kg
KH	Kohlenhydrate
KHK	Koronare Herzerkrankung
KI	Kontraindikation
Ki.	Kinder
klin.	klinisch
KM	Kontrastmittel
KOF	Körperoberfläche
Krea	Kreatinin
LDL	Low density lipoprotein
LI	Leberinsuffizienz
Lsg.	Lösung
M.	Monat/Monate
NI	Niereninsuffizienz
NYHA	New York Heart Association
NüTG	Nüchtern-Triglyzeride
o.B.	ohne Befund
OAD	Orale Antidiabetika
oGTT	oraler Glukosetoleranztest
PAVK	Periphere arterielle Verschlusskrankheit
Reakt.	Reaktion
RR	Riva-Rocci, Blutdruck
s.o.	siehe oben
s.u.	siehe unten
sec	Sekunden

SH	Sulfonylharnstoff
SHA	Sulfonylharnstoff-Analoga
SIT	Supplementäre Insulintherapie
SS	Schwangerschaft
SSW	Schwangerschaftswoche
Strg.	Störung
sympt.	symptomatisch
system.	systemisch
SZ	Stillzeit
Tbl.	Tablette
TG	Triglyzeride
Th.	Therapie
u. U.	unter Umständen
UW	unerwünschte Arzneimittelwirkungen
US	Untersuchung
V.a.	Verdacht auf
W.	Woche
Wdh.	Wiederholung
WI	Wirkung
WM	Wirkmechanismus
W/Wo.	Wochen
WW	Wechselwirkungen
Z.n.	Zustand nach
z.T.	zum Teil

13.2 Wichtige Internetadressen

American Diabetes Association
http://diabetes.org

Bundesverband der Diabetologen in Kliniken
http://bvdk-ev.de

Cochrane Metabolic and Endocrine Disorders Group
http://www.cochrane.de/deutsch

Deutsche Diabetes Gesellschaft
http://www.deutsche.diabetes.gesellschaft.de

Deutsches Diabetes Forum
http://www.diabetes-forum.de

Diab-Care-Q-Net-Projekt
http://www.diabcare.de

European Association for the Study of Diabetes (EASD)
http://www.easd.org.de

Informationen zur klinischen Diabetologie (web-Seite im Aufbau)
http://www.diabclin.de

International Diabetes Federation
http://www.idf.org

Rundum-Information "Diabetischer Fuß"
http://www.diabetesresource.com

Nierenfunktionsrechner
http://www.nierenrechner.de

Weiterbildungsforum Innere Medizin und Diabetologie
http://www.Diabetes-symposium.de

13.3   Umrechnungstabelle HbA$_{1c}$: % – mmol/mol Hb

HbA$_{1c}$		Blutglukose		Formeln:
%	mmol/mol Hb	mg/dl	mmol/l	
4	20	68	3,8	HbA$_{1c}$ (mmol/mol Hb) = (HbA$_{1c}$ [%] - 2,15) x 10,929 *(Dtsch. Ärztebl. 2009;106(17)*
4,4	25	80	4,4	
4,5	26	83	4,6	eAG (mmol/l) = 1,59 x HbA$_{1c}$ (%) - 2,59 *(Estimated Average Glucose; Diabetes Care 31, 2008)*
5	31	97	5,4	
5,5	37	112	6,2	Glukose (mmol/l) = Glukose (mg/dl) / 18
5,8	40	120	6,7	
6	42	126	7	
6,5	48	139	7,7	
7	53	153	8,5	
7,5	58	167	9,3	
8	64	182	10,1	
8,5	69	196	10,9	
9	75	211	11,7	
9,5	80	225	12,5	
10	86	239	13,3	
10,5	91	254	14,1	
11	97	268	14,9	
11,5	102	283	15,7	
12	108	297	16,5	
12,5	113	311	17,3	
13	119	326	18,1	
13,5	124	340	18,9	
Angegebene Werte circa				

Handelsnamen = fett   *Wirkstoffe = kursiv*

Handelsnamen = fett   *Wirkstoffe = kursiv*

Handelsnamen = fett   *Wirkstoffe = kursiv*

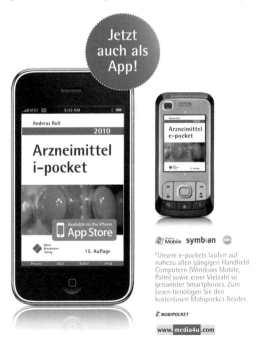

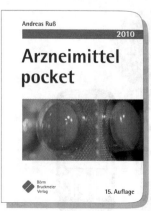

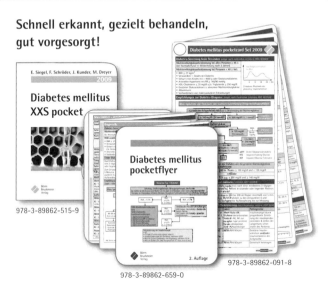

Klein, kompakt und kompetent

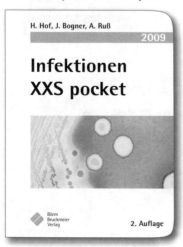

978-3-89862-518-0

Das kleine Große gegen Infekte und Infektionen

Das Infektionen XXS pocket mit allen relevanten Infektionen nach
Organsystemen gegliedert, mit Erregerspektrum, Diagnostik und Therapie

Börm
Bruckmeier
Verlag

Programmübersicht

Programmübersicht

pockettools

pocketcards

pocketflyer

Stand Februar 2010

www.media4u.com